Archives of   Supplement 1989/I
Oto-Rhino-Laryngology
Archiv für
Ohren-, Nasen- und Kehlkopfheilkunde

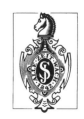

Verhandlungsbericht 1989

der Deutschen Gesellschaft
für Hals-Nasen-Ohren-Heilkunde,
Kopf- und Hals-Chirurgie

Teil I: Referate

Bildgebende Verfahren

in der Hals-Nasen-Ohren-Heilkunde,
Kopf- und Hals-Chirurgie

Schriftleitung K. Fleischer
Herausgeber H. Rudert

Mit 130 Abbildungen

Springer-Verlag Berlin Heidelberg New York
London Paris Tokyo

Prof. Dr. med. KONRAD FLEISCHER, Universitäts-HNO-Klinik
Feulgenstr. 10, 6300 Gießen

Prof. Dr. med. HEINRICH RUDERT, Universitäts-HNO-Klinik
Arnold-Heller-Str. 14, 2300 Kiel

ISBN-13:978-3-540-50723-9   e-ISBN-13:978-3-642-83697-8
DOI: 10.1007/978-3-642-83697-8

CIP-Kurztitelaufnahme der Deutschen Bibliothek:
Deutsche Gesellschaft für Hals-Nasen-Ohren-Heilkunde, Kopf- und Hals-Chirurgie:
Verhandlungsbericht ... der Deutschen Gesellschaft für Hals-Nasen-Ohren-Heilkunde, Kopf- und
Hals-Chirurgie.
Berlin; Heidelberg; New York; London; Paris; Tokyo: Springer
  Teilw. mit d. Erscheinungsorten Berlin, Heidelberg, New York.
  Teilw. mit d. Erscheinungsorten Berlin, Heidelberg, New York, Tokyo.
  ISSN 0934-2400.
1989, Teil 1. Bildgebende Verfahren in der Hals-Nasen-Ohren-Heilkunde, Kopf- und Hals-
Chirurgie. – 1989
Bildgebende Verfahren in der Hals-Nasen-Ohren-Heilkunde, Kopf- und Hals-Chirurgie:
Referate/Hrsg. H. Rudert.
Berlin; Heidelberg; New York; London; Paris; Tokyo: Springer, 1989
  (Verhandlungsbericht ... der Deutschen Gesellschaft für Hals-Nasen-Ohrenheilkunde, Kopf-
  und Hals-Chirurgie; Teil 1)
  (Archives of oto-rhino-laryngology: Supplement; 1989, 1)
  ISBN-13:978-3-540-50723-9

NE: Rudert, Heinrich [Hrsg.]

Die Wiedergabe von Gebrauchsnamen, Handelsnamen, Warenbezeichnungen usw. in diesem Werk
berechtigt auch ohne besondere Kennzeichnung nicht zu der Annahme, daß solche Namen im Sinne
der Warenzeichen- und Markenschutz-Gesetzgebung als frei zu betrachten wären und daher von
jedermann benutzt werden dürften.

Produkthaftung: Für Angaben über Dosierungsanweisungen und Applikationsformen kann vom
Verlag keine Gewähr übernommen werden. Derartige Angaben müssen vom jeweiligen Anwender
im Einzelfall anhand anderer Literaturstellen auf ihre Richtigkeit überprüft werden.

Gesamtherstellung: Brühlsche Universitätsdruckerei, Gießen
2122/3130-543210 – Gedruckt auf säurefreiem Papier

Inhaltsverzeichnis

Archives of   Suppl. 1989/I
Oto-Rhino-Laryngology
© Springer-Verlag 1989

Computertomographie und Kernspintomographie des Gesichtsschädels und des Halses

K. Mees[1] und Th. Vogl[2]

[1]Hals-Nasen-Ohren-Klinik der Universität (Direktor: Prof. Dr. E. Kastenbauer),
[2]Radiologische Klinik der Universität (Direktor: Prof. Dr. Dr. J. Lissner), Klinikum Großhadern,
Marchioninistraße 15, D-8000 München 70

Inhaltsverzeichnis

Allgemeine Einführung

1 Computertomographie

Zur Bewertung der neuen bildgebenden Verfahren wie der Computertomographie und Kernspintomographie sollen im folgenden kurz die wesentlichen Grundlagen der beiden Verfahren erläutert werden.

1.1 Grundlagen der Bildentstehung und Bildinterpretation

Die Geräte zur Erzeugung transversaler Tomogramme mit Hilfe eines Computers wurden bereits oft abgewandelt und verbessert, so daß man bislang 4 Generationen von Computertomographen unterscheidet. Trotz erheblicher Unterschiede in der Bildentstehung, der technischen Ausführung und im Zeitaufwand zur Aufnahme eines Schichtbildes gilt für alle Computertomographen das gleiche Grundprinzip. Bei der Rotation eines Röntgenstrahles in einer Ebene senkrecht zur Körperachse wird, mit Hilfe eines oder mehrerer Detektoren, die Schwächung der Röntgenstrahlung im durchstrahlten Körperquerschnitt gemessen. Die unterschiedlichen Gewebe des Körpers, wie Lungengewebe, Fett, Muskel und Knochen schwächen Röntgenstrahlen um so stärker, je größer ihre Dichte ist.

1.2 Auflösungsvermögen und Abbildungsebenen

Das Ziel einer computertomographischen Untersuchung ist daher, die Verteilung der unterschiedlichen linearen Schwächungskoeffizienten zu erfassen. Auf diesem Verfahren basierend, ermöglicht die Computertomographie eine deutlich bessere Kontrastabstufung der Weichteile als konventionelle Röntgenverfahren. Ferner ist eine direkte und differenzierte Abbildung der verschiedenen Organe im Kopf-Hals-Bereich gewährleistet. Während die Computertomographie in erster Linie Bilder in transversaler Schichtorientierung liefert, können durch entsprechende Lagerung des Patienten auch direkte koronare Schichtbilder angefertigt werden. Zusätzlich können aus den gespeicherten Daten auch sagittale oder zusätzliche Ebenen mit Hilfe des Computers konstruiert werden. Im Vergleich zu den konventionellen Röntgenverfahren ist bezüglich der räumlichen Auflösung die Computertomographie unterlegen.

2 Kernspintomographie

Basierend auf der Entdeckung der magnetischen Kernspinresonanz 1946 sind im Jahre 1973 die ersten Voraussetzungen für die klinische Kernspintomographie durch Lauterbur geschaffen worden. Die klinische Kernspintomographie zur Diagnostik von Erkrankungen im Kopf-Hals-Bereich steht erst seit der Entwicklung moderner Kernspintomographen seit ca. 4½ Jahren zur Verfügung. Im folgenden soll kurz auf die Grundlagen der Bildentstehung, des Auflösungsvermögens und der speziellen Untersuchungstechnik eingegangen werden.

2.1 Grundlagen der Bildentstehung und Bildinterpretation

Die Kernspinresonanz basiert auf dem Prinzip, daß die Atomkerne des Wasserstoffs, die Protonen, ebenso wie andere Atomkerne mit ungerader Anzahl von Protonen oder Neutronen, einen Drehimpuls den sog. Spin und ein magnetisches Moment besitzen. Im Normalzustand liegt bei den magnetischen Momenten einer wasserstoffhaltigen Probe ein Zustand völliger Unordnung vor, so daß die Probe kein meßbares magnetisches Moment aufweist. Positioniert man ein Magnetfeld darüber, kommt es zu einer vorzugsweisen Ausrichtung der Kernmomente in einer bestimmten Feldrichtung und zu einer meßbaren Magnetisierung der ganzen Probe. Daher ist es möglich, die sog. Kernresonanz abzuwägen, das heißt Kernmomente aus ihrer ursprünglichen Richtung herauszuklappen. Abhängig von der Dauer und Stärke des Hochfrequenzimpulses kann dadurch die Richtung des magnetischen Momentes geändert werden.

Eine Bilderzeugung durch Kernresonanz wird erst dadurch ermöglicht, daß man nach der Anregung durch einen Impuls in der Spule eine Wechselspannung induziert. Als wesentlicher Vorteil der Kernspinresonanz muß angesehen werden, daß auch die Geschwindigkeit, mit der die Magnetisierung in den Anfangszustand zurückkehrt, gemessen und zur Bilderzeugung herangezogen werden kann. Diese Geschwindigkeit wird durch zwei sog. Relaxationszeiten, T_1 und T_2, charakterisiert. Als Spin-Gitter-Relaxation wird die durch die Zeitkonstante T_1 charakterisierte Rückkehr der Magnetisierung in die Z-Richtung genannt. Diese hängt stark von der Bindung des Wasserstoffs an seine Umgebung ab. Die Kernspintomographie liefert neue Möglichkeiten der Tumorerkennung und -lokalisation, da die Relaxationszeit T_1 in Tumoren im allgemeinen länger ist als im entsprechenden gesunden Gewebe. Will man die T_1-Zeit messen, so wird dies durch die stets kürzere Relaxationszeit T_2 erschwert. Die T_2-Zeit, auch transversale oder Spin-Spinrelaxationszeit genannt, beschreibt das Auseinanderlaufen eines Kernspins in einer bestimmten Ebene. Durch Anregung mit geeigneten verschiedenen Impulsfolgen können unabhängig voneinander T_1- und T_2-Zeiten bestimmt werden.

2.2 Auflösungsvermögen und Abbildungsebenen

Die Vorteile der Kernspintomographie beruhen darauf, daß die Resonanz ausschließlich dort angeregt wird, wo das Magnetfeld einer eingestrahlten Frequenz entspricht. Ähnlich wie bei der Computertomographie können auf diese Weise axiale Schichten selektiv angeregt werden. Darüber hinaus können auch nicht axiale Schichten aufgrund des zugrundeliegenden technischen Prinzips gemessen werden. Ein weiterer Vorteil der Kernspintomographie besteht im Wegfall mechanisch bewegter und damit störanfälliger Komponenten, da die verschiedenen Felder in feststehenden Spulen unabhängig voneinander erzeugt und beliebig miteinander kombiniert werden können.

2.3 Untersuchungstechnik

Zur exakten Interpretation von kernspintomographischen Aufnahmen gehören neben den Kenntnissen der verschiedenen Relaxationsparameter auch die eines exakten Ablaufes einer kernspintomographischen Untersuchung. Von wesentlicher Bedeutung ist hierbei, daß mit Hilfe spezieller Oberflächenspulen ein verbessertes Signal- zu Rauschverhältnis möglich geworden ist. Für den Kopf-Hals-Bereich wurden dazu eigens verschiedene Oberflächenspulen entwickelt. Für alle Raumforderungen im Bereich des Schädels und des Gesichtsschädels wird eine Kopfspule eingesetzt. Für den Oropharynx und die Halsregion steht eine spezifische Oberflächenspule zur Verfügung.

Die Verwendung dieser Oberflächenspulen erlaubt eine ausreichende diagnostische Bildinformation. Die kernspintomographische Untersuchung beginnt in jedem Fall mit einer Übersicht in einer sagittalen Schichtorientierung. Diese Schicht dient dazu, die weiteren Abbildungsebenen festzulegen. Obligat wird dann in axialer Schichtorientierung untersucht, wobei hier Schichtdicken von 5–10 mm Verwendung finden. Jede Gewebeveränderung wird dabei mit Hilfe einer Kombination von T_1- und T_2-betonten Sequenzen in 2 Abbildungsebenen untersucht. Eine erweiterte diagnostische Information ist durch den Einsatz sog. paramagnetischer Kontrastmittel möglich geworden. Diese Substanz, Gadolinium-DTPA, verbessert die Beurteilung des Vaskularisationsgrades einer Raumforderung sowie einer Blut-Hirn-Schrankenstörung. Im kernspintomographischen Bild wird dieser Effekt durch eine Verkürzung der T_1-Zeiten nachweisbar. Dies führt zu einer erhöhten Signalintensität derartiger Veränderungen im kernspintomographischen Bild.

2.4 Spektroskopie

Durch die Verwendung stärkerer Magnetfelder, bis ca. 5 Tesla, kann die Kernspinresonanz auch bei anderen Elementen z. B. ^{31}P, ^{13}C, ^{23}Na oder ^{19}F angeregt werden. Die KST-Spektroskopie ermöglicht Konzentrationen von Verbindungen dieser Elemente in interessierenden Körperregionen oder Organen zu bestimmen und auf diese Weise Stoffwechselvorgänge zu untersuchen. Die bislang von uns durchgeführten Messungen basieren auf einem Vergleich spektroskopischer in vitro und in vivo Untersuchungen sowie auf Daten mit kernspintomographischen Befunden. Erste Ergebnisse belegen, daß es mit Hilfe der KST-Spektroskopie möglich sein wird, das Ausmaß einer Tumorproliferation zu bestimmen und im Falle einer Radiatio oder Chemotherapie eine Therapiekontrolle oder einen individuellen Behandlungsplan zu erstellen.

Klinische Befunde

1 Nasopharynx

1.1 Untersuchungstechnik (Abb. 1)

Vor der Entwicklung der Computertomographie und Kernspintomographie konnten nasopharyngeale Raumforderungen nur mit konventionellen röntgenologischen Verfahren dargestellt werden. Mit der Einführung der Computertomographie vor etwa 11 Jah-

Abb. 1. Schicht- und Parameter-Empfehlung für die KST-Untersuchung bei Prozessen des Nasopharynx[a]

Sequenz-Nr.	Schicht-richtung	Sequenz-Typ	Repetitions-zeit T_R (ms)	Echozeit T_E (ms)	Schicht-dicke (mm)	Schicht-lücke (mm)
1	Sagittal	SE	200	30	5–10	–
2	Transversal	SE	1 600	30/90	5–10	0–3
3	Transversal	SE	400	30/90	5–10	0–3
5	Frontal	SE	1 600	30/90	5–10	0–3

[a] 0,35–1,0 T Sonstiges: Matrix = 256, Kopf- bzw. Oberflächenspule.
(Aus Lissner u. Seiderer 1987)

ren gelang erstmals ein ausreichend genaues präoperatives Staging des parapharyngealen Wachstums und einer endokraniellen Infiltration. Jedoch ist computertomographisch die exakte Beurteilung der Weichteilraumforderung sowie die Interpretation von Nachbarschaftsbeziehungen zu Gefäßen problematisch. Die Untersuchungstechnik in der Computertomographie erfordert bei Tumoren im Nasopharynx die Darstellung in 2 Ebenen. Obligat ist dabei eine Schichtdicke von 4 mm. Begonnen wird die Untersuchung in transversaler Schichtorientierung und wird, falls möglich, in einer frontalen Schichtebene weitergeführt. Wesentlich für die Interpretation der computertomographischen Bilder ist die Verwendung eines Weichteil- und eines Knochenfensters. Die Applikation eines ionischen oder nichtionischen Kontrastmittels ist nicht in jedem Falle notwendig.

Bei der Kernspintomographie findet zur Darstellung der Strukturen des Nasopharynx in der Mehrzahl der Fälle die Kopfspule Verwendung. Bei Patienten mit einer Fragestellung in dieser Region kommt grundsätzlich das paramagnetische Kontrastmittel Gadolinium-DTPA zur Anwendung. Untersucht wird mit supraleitenden Kernspintomographen in Spinechotechnik, zuerst in einer sagittalen Übersicht bei einer Repetitionszeit von 300 ms und einer Echozeit von 30 ms. Dann wird kontinuierlich in transversaler Richtung mit einer langen Sequenz, ($T_R = 1\,600$ ms) und einer Echozeit zwischen 22 ms und 90 ms, sowie einer kurzen Sequenz ($T_R = 500$ ms) und einer T_E von 22–30 ms geschichtet. Die Schichtdicke beträgt dabei 5 mm ohne Zwischenraum bei zwei Mittelungen. Bei Prozessen mit einer Ausdehnung von mehr als 65 mm in einer Ebene wird mit einer Schichtdicke von 8 mm untersucht. Nach transversalen Messungen wird grundsätzlich in koronarer Projektion mit einer kurzen Sequenz bei gleichen Aufnahmeparametern geschichtet. In einzelnen Fällen erlaubt im Nasopharynx und im Gesichtsschädel die zusätzliche sagittale Schichtführung eine diagnostische Mehrinformation, jedoch genügen hier 3–4 Schichten in der medialen und zwei parallelen Ebenen. Nach Gabe des Kontrast-

mittels Gadolinium-DTPA wird nochmals transversal und bei Bedarf auch koronar geschichtet. Seit Einführung der Fast-Imaging-Technik besteht zusätzlich die Möglichkeit, die exakte Kontrastmittelaufnahme einer Raumforderung zu messen und diese differentialdiagnostisch auszuwerten.

1.2 Normale Anatomie (Abb. 2 und 3)

Im Nasopharynx kommen eine Vielzahl von Gewebestrukturen auf engem Raum zur Darstellung. Aufgrund unterschiedlicher T_1- und T_2-Zeiten können im kernspintomographischen Bild Fett-, Muskelgewebe und Drüsengewebe sowie Gefäß- und Knochenstrukturen unterschieden werden. Im Unterschied zur CT ist von Bedeutung, daß die Blutgefäße aufgrund des Flowphänomens nur eine geringe Signalintensität zeigen. Die lufthaltigen Räume des Nasopharynx werden von Schleimhaut und Lymphgewebe ausgekleidet, das aufgrund der hohen Signalintensität als Leitstruktur dient. Als dorsale Begrenzung des Nasopharynx stellen sich in der Kernspintomographie die Mm. longi colli als Zone mittlerer Signalintensität dar. Ventral des Recessus pharyngeus ist das Ostium der Tuba auditiva gut abzugrenzen. Auf transversalen Schichten kann der Parapharyngealraum beurteilt werden, ebenso können kleinere anatomische Details wie die Fascia pharyngobasilaris und die Mm. tensor und levator veli palatini differenziert werden. Insbesondere die sagittale Projektion veranschaulicht sehr gut die topographischen Verhältnisse.

1.3 Juveniles Nasenrachenfibrom (Abb. 4 und 5)

Die Computertomographie ermöglicht eine sehr gute Darstellung der Ausbreitungswege dieser Tumoren sowohl im Nasopharynx als auch in der unmittelbaren Nachbarschaft. Die Destruktion des Keilbeinhöhlenbodens, der Einbruch in die Keilbeinhöhle, die Destruktion der Sella und der Tumoreinbruch in das En-

Abb. 2. Nasopharynx. Topographische Verhältnisse. KST, Transversale Schichtorientierung in Höhe Sinus maxillaris (SE: $T_R/T_E = 1\,600/35$ ms)

Abb. 3. Graphische Darstellung der einzelnen Strukturen mit anatomischer Zuordnung

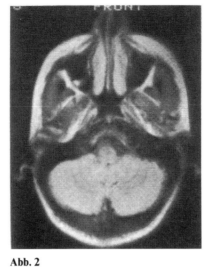

Abb. 2

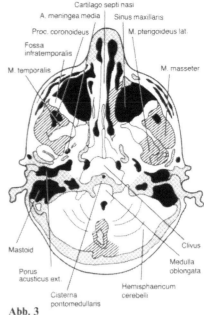

Abb. 3

Abb. 4 a, b. Nasenrachenfibrom. **a** KST, $T_R/T_E = 500/28$, SE, nativ. In transversaler Schichtorientierung in Höhe des Nasopharynx und der Keilbeinhöhle Nachweis einer homogenen Raumforderung (im Bereich der Keilbeinhöhle und des Nasopharynxdaches) auf der linken Seite. Kein sicherer Nachweis einer intrakraniellen Infiltration. **b** KST, $T_R/T_E = 500/17$, SE, Gd DTPA. Nach Verabreichung des Kontrastmittels zeigt der Tumor einen starken Anstieg der Signalintensität. Eindeutiger Nachweis einer Infiltration der Schädelbasis. Die Schleimhaut der Nasenhaupthöhle sowie des angrenzenden Ethmoidabschnittes zeigt ebenfalls eine deutliche Zunahme der Signalintensität

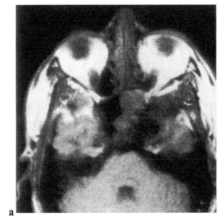

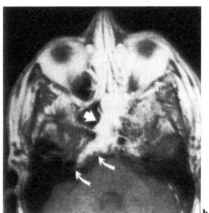

Abb. 5. Juveniles Nasenrachenfibrom. KST, $T_R/T_E = 500/28$, SE, nativ. In einem T_1-betonten Bild (nativ) zeigt sich kernspintomographisch eine riesige Raumforderung mit Infiltration der Keilbeinhöhle und des Klivus. Einbruch in das Endokranium auf der linken Seite. Der Tumor destruiert die Fossa retromaxillaris und infiltriert den Nasopharynx sowie die Keilbeinhöhle. Aufgrund des Alters des Patienten (16 Jahre) ist eine Applikation des Kontrastmittels Gadolinium-DTPA nicht möglich

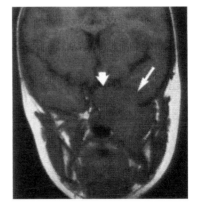

dokranium können gut dargestellt werden, ebenso die häufige ventrale Ausbreitung in den Retromaxillarraum mit Destruktion der Pterygoidfortsätze und Verlagerung der dorsalen und der dorsolateralen Kieferhöhlenwand, ferner die Infiltration der Kaumuskeln und das Tumorwachstum durch die Choanen in die Nasenhaupthöhle, der Einbruch durch das Foramen sphenopalatinum in die Nasenhaupthöhle und Ausweitung der Fossa pterygopalatina. Bei großen juvenilen Nasenrachenfibromen mit Ausdehnung nach dorsolateral kann die Infiltration der Gefäßloge, das Umwachsen der Arteria carotis und Vena jugularis interna, auch der Verschluß der Vena jugularis interna (fehlende Kontrastierung nach Kontrastmittelinjektion), gut sichtbar gemacht werden.

Im Bereich des Nasopharynx können in der KST auch kleine anatomische Strukturen im Gegensatz zur CT exakt differenziert werden. Die Fascia pharyngobasilaris läßt sich von den umliegenden Geweben gut abgrenzen. Diese Faszie, zwischen Nasopharynx und Schädelbasis, grenzt zwei wichtige Kompartimente, den parapharyngealen Raum und die intrapharyngealen Strukturen voneinander ab. Eine Infiltration der Faszie ist ein sicheres Zeichen für invasives (malignes) Tumorwachstum.

Bei Tumoren findet man typischerweise in T_2-betonten Bildern einen Ersatz des signalarmen Knochengewebes durch ein signalreiches Tumorgewebe.

In transversalen Schichten läßt sich die Ausdehnung einer Raumforderung auf die Mm. pterygoidei mediales und laterales sowie ein Einbruch in die Kieferhöhlen bzw. den Sinus sphenoidalis gut beurteilen. Durch die multiplanare Darstellungsmöglichkeit ohne Umlagerung des Patienten wird in nahezu allen Fällen eine bessere Dokumentation des Befundes ermöglicht, insbesondere wird eine Kompression oder Verlagerung von Gefäßen (ohne Kontrastmittel!) artefaktfrei dargestellt.

Kernspintomographisch können juvenile Nasenrachenfibrome von Karzinomen gut abgegrenzt werden. Die gut durchbluteten Nasenrachenfibrome zeigen nach intravenöser Kontrastmittelverstärkung (Gadolinium-DTPA) eine sehr starke Erhöhung der Signalintensität. Ferner kann das expandierende Wachstum der Nasenrachenfibrome mit glatten, konvexbogigen Tumorgrenzen als Zeichen der geweblichen Gutartigkeit bei der Abgrenzung bösartiger Raumforderungen gut sichtbar und differentialdiagnostisch gewertet werden.

Die Vorteile, die die Kernspintomographie heute gegenüber der Computertomographie bei der Abklärung juveniler Nasenrachenfibrome hat, treten bei der Rezidivdiagnostik noch deutlicher hervor.

1.4 Nasopharynxkarzinome (Abb. 6)

Die Vorteile der Computertomographie bei der Abklärung von Nasopharynxtumoren treffen sinngemäß auch für die übrigen Raumforderungen im Nasopharynx, auch für das Nasopharynxkarzinom, zu.

Infiltrativ wachsende Nasopharynxkarzinome sind kernspintomographisch im Nativbild sehr gut darstellbar, der Vorteil gegenüber der Computertomographie ist jedoch nicht signifikant. Erst die Verwendung des paramagnetischen Kontrastmittels Gadolinium-DTPA hingegen bringt weitere diagnostische Vorteile. Die Infiltration der parapharyngealen Weichteile als auch der Einbruch in die Fossa infratemporalis können nach Kontrastmittelverstärkung wesentlich besser beurteilt werden als im Nativbild.

Bei klinischem Verdacht auf ein Nasopharynxmalignom können mit Hilfe der intravenösen Kontrastmittelverstärkung auch kleine submuköse Tumoren, die endoskopisch „übersehen" werden, sichtbar gemacht werden.

Auch die Rezidivdiagnostik und insbesondere die Bestrahlungsplanung können mit der Kernspintomographie exakter als mit der Computertomographie durchgeführt werden.

1.5 Klivuschordom (Abb. 7)

Wie das Keilbeinmeningeom müssen ferner auch Chordome im Bereich des kraniozervikalen Überganges differentialdiagnostisch von primären Nasopharynxtumoren abgegrenzt werden. Die sich von Resten der Chorda dorsalis ableitenden Tumoren können insbesondere bei Lokalisation im atlantookzipitalen Bereich auch in den Nasopharynx einbrechen. Chordome sind im T_2-orientierten Bild als signalintensive Raumforderungen sehr gut darstellbar. Mehr als 80% dieser Tumoren können aufgrund ihres Signalverhaltens in Verbindung mit der Lokalisation kernspintomographisch als Chordome sicher erkannt werden. Sowohl die endokranielle als auch die pharyngeale und parapharyngeale Ausbreitung kann mit der Kernspintomographie besser als mit der Computertomographie erfaßt werden.

1.6 Keilbeinmeningeom

Differentialdiagnostisch müssen gelegentlich auch Keilbeinmeningeome von primären Nasopharynxtumoren abgegrenzt werden. Die Keilbeinmeningeome zeigen kernspintomographisch das gleiche Signalverhalten wie die Meningeome des Kleinhirnbrückenwinkels oder der Pyramide. Im nativen Kernspintomo-

Abb. 6a–c. Nasopharynxkarzinom rechts. **a** KST, $T_R/T_E = 500/28$, SE, nativ. In transversaler Schichtorientierung Nativnachweis einer großen Raumforderung im rechten Nasopharynx mit Infiltration des Musculus longus colli und Ausbreitung nach parapharyngeal. **b** KST, $T_R/T_E = 500/28$, Gd-DTPA. Nach intravenöser Gabe des Kontrastmittels Gadolinium DTPA zeigt der Tumor eine deutliche Zunahme der Signalintensität. Eindeutiger Nachweis einer Überschreitung der Mittellinie nach links. **c** KST, $T_R/T_E = 500/28$, Gd-DTPA. In frontaler Schichtführung, nach Applikation des Kontrastmittels, exakte Beurteilung der kranio-kaudalen Ausdehnung des Tumors, der deutlich das Lumen pelottiert, jedoch die Pterygoidmuskulatur nicht infiltriert

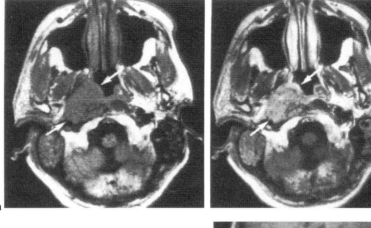
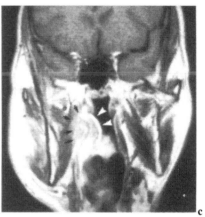

Abb. 7a, b. Chordom der Schädelbasis. **a** KST, $T_R/T_E = 1\,600/70$, SE, nativ. In einem T_2-betonten Bild zeigt sich eine Raumforderung hoher Signalintensität. Infiltration des gesamten Klivus, der Felsenbeinspitze links und intrakranielle Invasion. Der Tumor infiltriert die Pyramide auf der rechten Seite nicht. **b** KST, $T_R/T_E = 1\,600/70$, SE, nativ. In frontaler Schichtführung gelingt die exakte Zuordnung der Ausdehnung der Raumforderung in den parapharyngealen und retromaxillären Raum. Intrakranielle Invasion mit Pyramidenspitzeninfiltration links. (Aus Lissner u. Seiderer 1987)

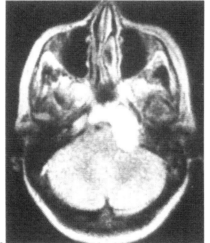
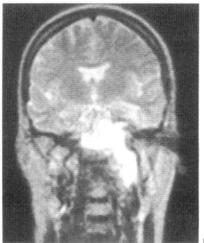

gramm können sie nur ungenügend dargestellt und vom normalen Hirngewebe abgegrenzt werden. Die paramagnetische Kontrastmittelgabe (Gadolinium-DTPA) führt ähnlich wie bei den Akustikusneurinomen zu einer wesentlichen Signalverstärkung und somit besseren Darstellung. Während bei den auf das Endokranium beschränkten Meningeomen Kontrast-mittel-Computertomographie und Kontrastmittel-Kernspintomographie in etwa die gleiche Information bieten, gelingt die Darstellung des extrakraniellen Wachstums mit der Kernspintomographie (frontale Schichtebene) besser. Der in der koronaren Schichtebene zunächst signalarm imponierende Tumor zeigt nach Kontrastmittelgabe ein stark erhöhtes Signal und läßt sich gut von der Umgebung abgrenzen. Aufgrund der Tumorlokalisation, der überwiegenden endokraniellen Tumorausbreitung, sowie der spezifischen Signalverstärkung mit Kontrastmittel läßt sich häufig bereits die Verdachtsdiagnose eines Meningeoms stellen.

1.7 Neurinome, Neurofibrome

Neurinome können ihren Ausgang nehmen von Hirnnerven, von peripheren Nerven, von den Wurzelnerven des Rückenmarkes und von dem vegetativen Nervensystem. Sie bestehen überwiegend aus den Schwannschen Zellen des Neurilemms (Schwannom). Häufig weisen sie regressive Veränderungen (zystische Degeneration) auf. Vornehmlich die Neurinome der peripheren Nerven sind neben den Schwannschen Zellen mit zahlreichen Kollagenfasern aufgebaut und imponieren gelegentlich wie Fibrome (Neurofibrom).

Neurinome und Neurofibrome sind gut abgegrenzte Tumoren, sie können sowohl computertomographisch als auch kernspintomographisch gut erkannt werden. Zystische Degeneration imponieren im computertomographischen Bild als hypodense Areale, kernspintomographisch zeigen diese Bezirke im T_2-orientierten Bild eine charakteristisch hohe Signalintensität.

1.8 Hypophysentumoren, Kraniopharyngeome

Wie die Keilbeinmeningeome können auch selläre Tumoren (Hypophysentumoren, Kraniopharyngeome) in die Keilbeinhöhle und weiter in die hinteren Siebbeinzellen bzw. den Nasopharynx vorwachsen. Nicht nur bei der Abklärung der para- und suprasellären Tumorausbreitung zeigt die Kernspintomographie Vorteile, auch bei der Erfassung der extrakraniellen Tumorausbreitung ist sie der Computertomographie überlegen.

Die Beziehung zu der A.carotis interna und zum Sinus cavernosus einerseits als auch zu dem suprasellär gelegenen Chiasma opticum (sagittale und frontale Schichtebene) läßt sich kernspintomographisch besser erfassen. Auch die differentialdiagnostische Abklärung weiterer, parasellärer Tumoren gelingt mit der Kernspintomographie sehr gut. Die sich ebenfalls intrasellär entwickelnden Kraniopharyngeome, die ihren Ausgang von epithelialen Zellresten der Rathkeschen Tasche nehmen, können sehr gut abgegrenzt werden. Diese seltenen Raumforderungen – nur etwa 3,5% der intrakraniellen Tumoren sind Kraniopharyngeome – zeigen eine typische zystische Struktur. Durch die Abstoßung verhornter Epithelien werden die Zysten mit cholesterinhaltigen Massen ausgefüllt.

Dies führt kernspintomographisch zu einer charakteristischen signalreichen Darstellung sowohl im T_1- als auch im T_2-gewichteten Bild.

Grundsätzlich gilt auch bei den sekundären Nasopharynxtumoren, daß die Verwendung unterschiedlicher Schichtebenen und T_1-betonter Sequenzen die Beurteilung der Infiltrationstiefe in das umliegende Schleimhaut-, Muskel- und Knochengewebe erleichtert. Hierbei erweist sich das paramagnetische Kontrastmittel Gadolinium-DTPA als vorteilhaft, da nach Gabe des Kontrastmittels auch kleine, das umliegende Gewebe diskret infiltrierende Tumorausläufer sicher vom gesunden Gewebe abgegrenzt werden können. In der Beurteilung und Unterscheidung einer postoperativen Fibrose bzw. eines Rezidivs ist ebenfalls das Kontrastmittel Gadolinium-DTPA eine wertvolle Hilfe, da eine Vernarbung, im Gegensatz zum Rezidivtumor, keine signifikante Signalintensitätszunahme nach Kontrastmittelgabe zeigt.

Die Auswertung der T_1- und T_2-Parameter für die unterschiedlichen Tumoren ergibt keine signifikanten Unterschiede.

Eine Ausnahme bilden jedoch die Nasenrachenfibrome, die im Vergleich zu den Plattenepithelkarzinomen in allen Fällen stark verlängerte T_2-Zeiten aufwiesen.

Literatur

1. Lorencic M, Kalonsek M, Marotti M, Petric V, Vissag M (1987) Tumors of nasopharynx: a CT evaluation of 52 patients. Digital radiology. Springer, Berlin Heidelberg New York, pp 265–269
2. Teresi LM, Lufkin RB, Hanafee W et al. (1987) MR imaging of the nasopharynx and flow of the middle cranial fossa. Part I. Normal anatomy. Radiology 164:811–816
3. Teresi LM, Lufkin RB, Hanafee W et al. (1987) MR imaging of the nasopharynx and flow of the middle cranial fossa. Part II. Malignant tumors. Radiology 164:817–821
4. Mancuso A, Hanafee W (1985) Computed tomography and MRI of the head and neck, 2nd edn. Williams and Wilkins, Baltimore
5. Lloyd G, Lund V, Phelps P, Howard D (1987) MRI in evaluation of nose and paranasal sinus disease. Br Radiol 60:957–968
6. Mödder U, Lenz M, Steinbrich W (1987) MRI of facial skeleton and parapharyngeal space. Eur J Radiol 7:6–10
7. Mees K, Vogl Th, Bauer M (1985) Kernspintomographie in der Hals-Nasen-Ohren-Heilkunde. Diagnostische Möglichkeiten. Laryngol Rhinol Otol 64:177–180
8. Vogl Th, Brüning R, Grevers G, Mees K, Bauer M, Lissner J (1988) MRI of the oropharynx and tongue: Comparison of plain and Gd-DTPA studies. J Comp Ass Tomography 12:3
9. Zinreich SJ, Kennedy DW, Rosenbaum AE, Gayler BW, Kunar AJ, Stammberger W (1987) Paranasal sinuses: CT imaging requirements for endoscopic surgery. Radiology 163:769–775
10. Lissner J, Seiderer M (1987) Klinische Kernspintomographie. Enke, Stuttgart

2 Oropharynx und Mundhöhle

Der klinische Einsatz der Kernspintomographie ist bei der Diagnostik von Raumforderungen im Oropharynx im wesentlichen durch zwei Vorteile gekennzeichnet. Zum einen erlaubt die verbesserte Weichteildifferenzierung eine exaktere Diagnostik im Bereich der Tonsillenloge, zum anderen eröffnen die multiplanaren Abbildungsmöglichkeiten in der Region der Zungenbinnenmuskulatur und des Zungengrundes präoperativ wichtige diagnostische Aspekte. Ferner führt der Einsatz des paramagnetischen Kontrastmittels Gadolinium-DTPA über eine Verminderung der T_1- und T_2-Zeiten zu einer verbesserten Differenzierung von Tumoren, narbigen Strukturen und Rezidiven. Zur räumlichen Orientierung wird zuerst in einer kurzen sagittalen Sequenz geschichtet. Darauf folgen frontale und speziell am Zungengrund sagittale Schichten. Die im folgenden vorgestellten Ergebnisse beruhen auf der klinisch-radiologischen Auswertung eines Patientengutes von 70 Patienten mit Raumforderungen des Oropharynx und Zungengrundes.

2.1 Untersuchungstechnik

Zur kernspintomographischen Diagnostik des Oropharynx und der Zungengrundregion wurde in Zusammenarbeit mit der Firma Siemens eine spezielle Halsspule entwickelt, die eine Dünnschichttechnik, sowie ein verbessertes Signalrauschverhältnis ermöglicht. Als optimale Untersuchungstechnik erwies sich die Kombination von T_1- sowie T_2-gewichteten Sequenzen bei einer Schichtdicke von 5 mm.

Begonnen wird zunächst in axialer Schichtorientierung, wobei als kraniale Grenze der harte Gaumen eingestellt wird. Kaudal wird in Abhängigkeit von der Fragestellung bis zur Glottisebene geschichtet. Nach einer kurzen sagittalen Übersichtsaufnahme, zur räumlichen Orientierung, wird zunächst in axialer, dann in frontaler und speziell am Zungengrund in sagittaler Richtung geschichtet. Für die Tonsillenloge hat die sagittale Schichtführung keine klinische Bedeutung. Wenn Patienten während der Messungen, die im Durchschnitt etwa eine Stunde dauern, einen Schlafzustand erreichen, kann eine Doppelkontur am Zungengrund zu Artefakten in der Kernspintomographie, insbesondere in sagittaler Schichtorientierung führen. Eine ergänzende koronare Ebene oder eine dreidimensionale Rekonstruktion hat sich hierbei als sinnvoll erwiesen. Bei der Kontrastmitteldiagnostik werden vor, während und nach der Injektion von Gadolinium-DTPA spezielle kurze Untersuchungsfrequenzen eingesetzt. Diese sogenannten Gradienten-Echo-Sequenzen ermöglichen die Bilderzeugung innerhalb von 3 bis 7 s. Somit werden vor, während und nach der Applikation von Gadolinium-DTPA insgesamt 14 Aufnahmen erstellt. Durch Messungen der Signalintensität, lassen sich zum einen der Vaskularisationsgrad, zum anderen die Innenstrukturen einer neoplastischen oder entzündlichen Raumforderung verifizieren.

Vom gesamten Patientengut (70 Patienten) konnten auf Grund von Artefakten lediglich 4 Untersuchungen diagnostisch nicht ausreichend beurteilt werden. Dies entspricht einer Quote von etwa 5%. Im Vergleich hierzu wurde die als Referenz-Untersuchung durchgeführte Computertomographie in 18–27% als nicht diagnostisch verwertbar beurteilt.

Die Computertomographie wird seit etwa 8 Jahren für die klinische Diagnostik von Oropharynx- und Zungengrundraumforderungen eingesetzt. Die Untersuchung mit Kontrastmittel wird mit einer Schichttechnik von jeweils 4 mm durchgeführt. Während im Computertomogramm Unterkiefer und Zähne sicher erfaßbar sind, bereitet die Weichteildiagnostik der Mundbodenmuskulatur, der Zungenbinnenstruktur, sowie des Zungengrundes erhebliche Schwierigkeiten. Zum einen sind Zahnartefakte die Ursache für eine eingeschränkte Beurteilbarkeit, zum anderen ermöglicht selbst die Applikation des jodhaltigen Kontrastmittels, aufgrund der komplizierten muskulären Verhältnisse keine exakte Differenzierung von Raumforderungen gegenüber Zungenbinnenstrukturen. Ein weiterer Nachteil der Computertomographie ist, daß die dreidimensionale Abbildung nicht möglich ist.

Beim bislang untersuchten Patientengut entsprachen die pathologischen Veränderungen in erster Linie malignen Raumforderungen des Pharynx. Histologisch handelte es sich im wesentlichen um Plattenepithelkarzinome mit unterschiedlichen Entstehungsorten im Bereich der Pharynxwand und des Zungengrundes. Weiterhin fanden sich seltenere Raumforderungen wie Zungengrundstrumen und Adenome. Ein Sarkom konnte bei 2 Patienten histologisch bestätigt werden. Verschiedene Raumforderungen (histologisch Neurinome, Chordome) aus der Halswirbelsäulen- bzw. Parapharyngealregion führten zu sekundären Infiltrationen der Pharynxregion bzw. zur Pelottierung des Pharynx.

2.2 Normale Anatomie (Abb. 8)

Die lufthaltigen Räume des Nasi- und Oropharynx sind durch die typischen Gewebestrukturen wie Schleimhaut- und Lymphgewebe charakterisiert, die aufgrund der hohen Signalintensität als Leitstrukturen dienen.

Als dorsale Begrenzung der oberen und mittleren Nasopharynxetage stellen sich die Mm. longi colli als

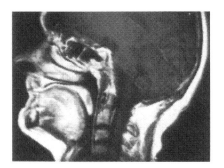

Abb. 8. Normaler Oropharynx. KST, T_R/ $T_E = 500/28$, SE, Gd DTPA. In einer sagittalen Untersuchungssequenz nach Gabe des Kontrastmittels Gadolinium DTPA gelingt die exakte Abgrenzung der Zungenbinnenmuskulatur im Vergleich zur Mundbodenmuskulatur. Darstellung der Epiglottis sowie des präepiglottischen Raumes. Die Schleimhaut zeigt nach Kontrastmittelgabe eine erhöhte Signalintensität

Zeichen mittlerer Signalintensität dar. Ventral des Recessus pharyngeus ist das Ostium der Tuba auditiva gut abgrenzbar. Bei den transversalen Schichten können der Parapharyngealraum, die Fascia pharyngobasilaris und die Mm. tensor und levator veli palatini beurteilt werden. Die topographischen Verhältnisse veranschaulicht vor allem die sagittale Projektion. So lassen sich die einzelnen Strukturen des Mundbodens, insbesondere die Zunge sowie Zungengrundmuskulatur gut abgrenzen. Aufgrund der niedrigen Signalintensität im Vergleich zu Muskelgewebe können die Tonsillen sowie die Speicheldrüsen in der Mundhöhle identifiziert werden.

2.3 Angeborene und erworbene Anomalien

2.3.1 Kieferzysten

Kieferzysten sind häufig Zufallsbefunde. Etwa 75% aller odontogenen Kieferzysten sind radikuläre Zysten. Nicht odontogene Zysten sind die nasopalatinale Zyste und die mediane Gaumenzyste. Sie entwickeln sich aus persistierenden oder versprengten Epithelresten. So stellt die zwischen den Wurzeln der mittleren Oberkieferschneidezähnen der Medianlinie gelegene *nasopalatinale Zyste* eine Persistenz des Canalis nasopalatinus dar. Die *mediane Gaumenzyste* entwickelt sich im Verschmelzungsbereich beider Gaumenfortsätze. Die nicht epithelhaltigen *Pseudozysten* sind in der Regel traumatischer Genese.

Bei der Beurteilung der knöchernen Defekte und der Zystenlokalisation sind tomographische Untersuchungen selten erforderlich. Konventionelle Tomographie und Computertomographie haben eine annähernd gleiche Aussagekraft. Vorteile ergeben sich für die Computertomographie bei der Differenzierung des Weichteilgewebes (Dichtemessung), ferner ist die Lokalisation von Zahnanlagen im axialen Computertomogramm sehr gut darstellbar.

2.3.2 Kiefergelenkmißbildungen

Sie sind sehr selten, man findet sie gelegentlich bei angeborenen Mißbildungen des äußeren und mittleren Ohres, ferner auch bei den verschiedenen kranio-fazialen Fehlbildungen (Dysostosis mandibulo-facialis, Pierre-Robin-Syndrom, Dysostosis cleido-cranialis). Das Kieferköpfchen kann fehlen, unterentwickelt oder übermäßig stark ausgebildet sein. Auch die Lage und die Form der Gelenkpfanne kann variieren.

Bereits auf der Übersichtsaufnahme nach Schüller können Hyperplasien, Hypoplasien und Dislokationen des Kieferköpfchens sehr gut dargestellt werden, auch Abflachungen und Verlagerungen der Gelenkpfanne sowie rudimentäre Ausbildungen des Tuberculum articulare. Bei der tomographischen Abklärung von Mißbildungen des mittleren und äußeren Ohres werden auf dem Computertomogramm die Kiefergelenksfehlbildungen im Detail dargestellt; vor allem die Achsenfehlstellungen des Kieferköpfchens sind auf dem Computertomogramm besser zu sehen als bei der konventionellen Tomographie. Mit der Pantomographie können auch Seitenunterschiede des Ramus mandibulae und des Gelenkfortsatzes (Dysostosis mandibulo-facialis) genau abgemessen werden.

2.3.3 Muskuläre Anomalie

Mißbildungen im Bereich des Mandibularbogens (1. Kiemenbogen) können neben Mißbildungen der Schalleitungskette (Hammer, Amboß) auch zu Anomalien der Muskulatur des Mandibularbogens führen. Diese betreffen in erster Linie den vorderen Bauch des M. digastricus, der unter Umständen völlig fehlen kann. Aber auch die Kaumuskulatur (M. masseter und Mm. pterygoidei) kann seitendifferent entwickelt sein. Sowohl die Computertomographie als auch die Kernspintomographie können die Aplasie des ventralen Anteils des M. digastricus sichtbar machen, ebenso auch die seitendifferente Entwicklung der Kaumuskulatur.

Abb. 9 a–d. Zungenkarzinom. **a** KST, $T_R/T_E = 500/28$, SE, nativ. In transversaler Schichtorientierung gelingt nativ keine exakte Abgrenzung einer Raumforderung. Die Zungenbinnenmuskulatur zeigt in den vorderen Abschnitten eine gering verminderte Signalintensität. **b** KST, $T_R/T_E = 500/28$, SE, nativ. In sagittaler Schichtorientierung fällt eine Zone niedriger Signalintensität in den vorderen zwei Dritteln der Zunge auf. **c, d** KST, $T_R/T_E = 500/28$, SE, Gd-DTPA. Nach Kontrastmittelgabe zeigt der Tumor in den transversalen und sagittalen Aufnahmen in der linken Zungenhälfte eine massive Zunahme der Signalintensität. In der transversalen Schichtorientierung (Verdacht auf Nekrosebildung) zeigt sich ein zentraler Bezirk niedriger Signalintensität. In der sagittalen Aufnahme, nach Kontrastmittelgabe, sieht man im Vergleich zu der Aufnahme vor Kontrastmittel, daß der Tumor von der Zungenbinnenmuskulatur nicht mehr exakt abgrenzbar ist. Dieses Beispiel zeigt, daß bei Anwendung des paramagnetischen Kontrastmittel Gadolinium-DTPA in jedem Fall Aufnahmen vor und nach Kontrastmittelgabe erforderlich sind

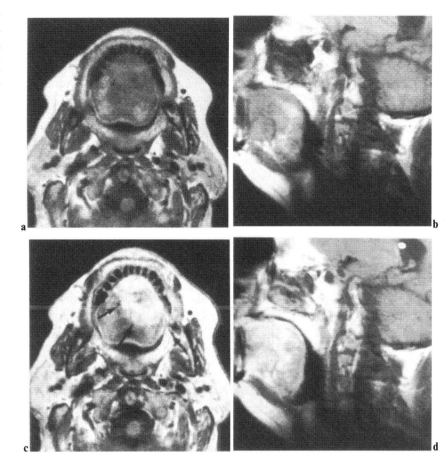

Abb. 10 a, b. Zungenkarzinomrezidiv rechts. **a** KST, $T_R/T_E = 500/28$, SE, nativ. Im T_1-betonten Bild zeigt sich vor Kontrastmittelgabe rechts eine Raumforderung niedriger Signalintensität mit Infiltration bis zur Mittellinie und nach parapharyngeal. **b** KST, $T_R/T_E = 500/28$, SE, Gd-DTPA. In der T_1-betonten Sequenz, nach Kontrastmittelgabe, deutliche Zunahme der Signalintensität im Tumor

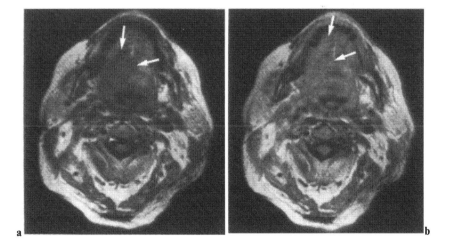

2.4 Mundhöhlenkarzinome (Abb. 9 und 10)

Klinisch bedeutsam sind in erster Linie die Mundboden- und die Zungenkarzinome. Unterkieferkarzinome im Bereich der Gingiva oder der Schleimhaut des Alveolarkammes sowie Tumoren der Schleimhaut der Wange und des harten Gaumens sind selten. Die sekundäre Beteiligung des Unterkiefers bei primären Mundboden- bzw. Zungenkarzinomen ist häufiger als eine primäre Beteiligung.

Bei der präoperativen Diagnostik sind bildgebende Verfahren in der Regel nicht erforderlich. Ihr Einsatz kann jedoch sinnvoll sein bei der Rezidivdiagnostik und auch bei der Abgrenzung von Residualtumoren, die insbesondere gegenüber nicht neoplastischen Raumforderungen (Ödem, Infiltrat, Narbe etc.) abgegrenzt werden müssen. Das Übergreifen von Tumoren auf die Mandibula kann mit der Computertomographie relativ gut dargestellt werden, hingegen wird das Überschreiten der Mittellinie (Zunge, Mundboden) kernspintomographisch besser erkannt, auch Störartefakte durch Zahnfüllungen stören bei der Kernspintomographie nicht.

Nach unseren Erfahrungen überwiegen die Vorteile der Kernspintomographie, so daß wir bei Vorhandensein beider Methoden die Kernspintomographie empfehlen.

2.5 Benigne Unterkiefertumoren

Die wichtigsten benignen Tumoren des Unterkiefers, die gelegentlich differentialdiagnostisch von bösartigen Mundhöhlentumoren abgegrenzt werden müssen, imponieren unter dem Bild der Osteolyse. Das Ameloblastom, der häufigste odontogene Tumor, tritt überwiegend im Unterkiefer, vornehmlich im Bereich des Kieferwinkels uni- oder multilokulär auf. Es wächst langsam und führt zu einer fortschreitenden Zerstörung des Kieferknochens. In etwa 5–10% zeigt der Tumor ein lokal infiltrierendes Wachstum, in Einzelfällen wurde eine Metastasierung beschrieben. Der zystische Aufbau kommt im Kernspintomogramm besonders plastisch zur Darstellung, auch die Abgrenzung zu den Nachbarstrukturen gelingt mit der Kernspintomographie besser. Bei kleinen Tumoren reichen hingegen vielfach konventionelle Tomographie oder Computertomographie aus.

Das wie die Ameloblastome überwiegend im Kieferwinkel auftretende desmoplatische Fibrom wächst lokal infiltrativ und weist ebenfalls häufig einen multiplen zystischen Aufbau auf. Die konventionellen Techniken und die Computertomographie sind häufig ausreichend bei größeren Tumoren, insbesondere auch bei Rezidiven zeigt die Kernspintomographie Vorteile bei der Abgrenzung zu Narbengewebe etc. und zu den übrigen Weichteilen.

2.6 Zungengrundstruma (Abb. 11)

Die bisherige Diagnostik der Zungengrundstruma war im wesentlichen den nuklearmedizinischen Methoden vorbehalten. Sie führte bei jungen Patienten zu einer relativ hohen Strahlungsbelastung insbesondere in der Gesicht-, Schädel- und Orbitaregion. Die Kernspintomographie ermöglicht mit einer spezifischen Relaxations-Parameter-Kombination eine exakte Diagnose dieses Krankheitsbildes. Im bislang untersuchten Patientengut zeigten alle Zungengrundstru-

men eine homogene Binnenstruktur mit scharfer Begrenzung ohne Zeichen einer Invasivität. Charakteristisch ist eine verlängerte T_2-Repetitionszeit. Spezifische Informationen liefert weiterhin die Applikation des paramagnetischen Kontrastmittels Gadolinium-DTPA. Bei differentialdiagnostischen Erwägungen kann eine zusätzliche nuklearmedizinische Untersuchung zur Diagnose einbezogen werden. Die Kernspintomographie ist jedoch in jedem Fall präoperativ erforderlich, um die Beteiligung der Zungenbinnenstrukturen und insbesondere die Abgrenzung nach kaudal zur Epiglottis und in den präepiglottischen Raum zu erfassen.

2.7 Zungengrundmalignome (Abb. 12 und 13)

In unserem bislang untersuchten Patientengut bestanden bei 41 Patienten primäre Raumforderungen des Zungengrundes und Oropharynx, bei 3 Patienten lagen sekundäre Infiltrationen vor. Zur Erfassung der diagnostischen Wertigkeit der Kernspintomographie wurden die Messungen nativ bzw. mit Kontrastmittelgabe, sowie vergleichend mit der Computertomographie durchgeführt. Die Kernspintomographie ergab bei 6 Patienten eine mäßige Untersuchungsqualität. Eine diagnostische Darstellung war bei 17 Patienten möglich und in 19 Fällen ermöglichte die KST eine sehr gute diagnostische Information. Bei 18 Patienten erbrachte die Applikation von Gadolinium-DTPA zusätzliche diagnostische Details.

Für die exakte Erfassung von Karzinomen des Zungengrundes ist sowohl die Beurteilung einer möglichen Infiltration über die Mittellinie hinaus, sowie die Ausbreitung zur Vallekula, in den präepiglottischen Raum und die parapharyngealen Strukturen erforderlich. Die native kernspintomographische Diagnostik erlaubt eine Abgrenzung von Tumoren insbesondere in T_2-gewichteten Sequenzen. Bei 70% der Patienten ist auf diese Weise das Ausmaß einer Infiltration der Weichteilstrukturen erfaßbar. Eine Verbesserung des Weichteilkontrastes zur Abgrenzung des Tumors von den Nachbarstrukturen ist durch die Gabe von Gadolinium-DTPA aufgrund einer Verkürzung der T_1-Relaxationszeit möglich.

Für ein Zungengrundkarzinom sprechen folgende Charakteristika in der Kernspintomographie:

- leicht bis mittelgradig verlängerte T_2-Relaxationszeit
- Nachweis einer Infiltration der inneren und äußeren Zungenmuskulatur
- Nachweis eines signifikanten Kontrastmittelanstiegs nach Applikation von Gadolinium-DTPA in T_1-gewichteten Sequenzen (im Mittel um einen Wert von 160%).

Abb. 11 a, b. Zungengrundstruma
a KST, $T_R/T_E = 1600/70$, SE, nativ. Kernspintomographisch zeigt sich im Zungengrund und Mundboden in einem T_2-betonten Bild ein glattbegrenzter Tumor hoher Signalintensität mit homogener Binnenstruktur. Die Epiglottis ist nach kaudal verlagert, das Pharynxlumen eingeengt.
b KST, $T_R/T_E = 500/28$, SE, nativ, frontal. In frontaler Schichtführung Nachweis einer rundlichen glattbegrenzten Raumforderung von mittlerer Signalintensität. Am rechtslateralen Rand befindet sich eine flächige Zone hoher Signalintensität. Dieser Befund ist vereinbar mit einer Blutung. Beurteilung: glattbegrenzter Tumor hoher Signalintensität und homogener Binnenstrukturen mit Blutungen im Sinne einer Zungengrundstruma

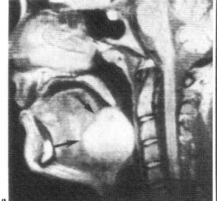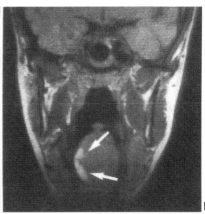

Abb. 12 a, b. Zungengrundkarzinom (Vergleich von CT und Kernspintomographie). **a** CT, transversale Schichtorientierung, Kontrastmittel. In der Computertomographie zeigt sich in transversaler Schichtorientierung im Bereich des Zungengrundes ein Bezirk gering erhöhter Dichte links. Rechts ist das Pharynxlumen durch eine Raumforderung eingeengt. Eine exakte Tumorabgrenzung gelingt jedoch computertomographisch nicht. **b** KST, $T_R/T_E = 1600/30$, SE, nativ. Im Protonendichtebild zeigt sich ein Tumor erhöhter Signalintensität im Zungengrund mit Infiltration der Zungenbinnenmuskulatur nach ventral, sowie des Mundbodens. Die Epiglottis ist nach kaudal verlagert, der Tumor reicht weit nach dorsal und engt das pharyngeale Lumen ein

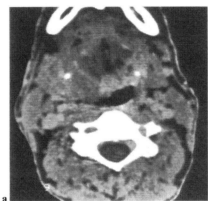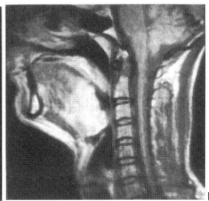

Abb. 13 a, b. Zungengrundkarzinom.
a KST, $T_R/T_E = 500/28$, SE, nativ. Kernspintomographisch zeigt sich nativ eine Raumforderung niedrigerer Signalintensität im Vergleich zur Binnenmuskulatur in den dorsalen Zungenabschnitten. Mundbodenmuskulatur, Subkutis und Kutis sind infiltriert, der Tumor bricht in Nähe des Zungenbeins nach außen durch. **b** KST. Subtraktionstechnik vor und nach Kontrastmittelgabe. $T_R/T_E = 500/28$, Gd-DTPA. In dieser Aufnahme, Darstellung einer speziellen KST-Subtraktionstechnik, dabei wird die Aufnahme vor und nach der Applikation des paramagnetischen Kontrastmittels Gadolinium-DTPA subtrahiert

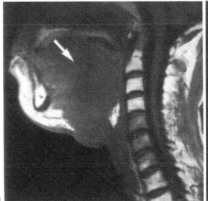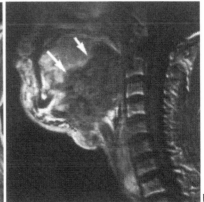

2.8 Tonsillenmalignome (Abb. 14–16)

Bei Raumforderungen, insbesondere malignen Prozessen, im Bereich der Tonsillenloge hat die bislang eingesetzte Computertomographie befriedigende Ergebnisse bringen können. Der zusätzliche Einsatz der Kernspintomographie wird gerechtfertigt durch weitere Vorteile:

– verbesserte Weichteildifferenzierung (exaktere OP-Planung)
– gute Darstellung einer Infiltration in die parapharyngealen Strukturen
– gute Darstellung einer HWS-Beteiligung

Der wesentliche Vorteil der Kernspintomographie liegt sowohl in der Primärdiagnostik von Raumforderungen der Tonsillenloge und insbesondere auch in der Diagnostik möglicher Rezidive. Während mit der nativen Kernspintomographie das Malignom von Narbenstrukturen sowie Weichteilen nur schwierig unterscheidbar ist, ermöglicht die Gabe von Gadolinium-DTPA, eine gute Abgrenzung, auch von kleinen Rezidivtumoren. Damit ist eine sichere Unterscheidung von den großen Halsgefäßen und den nicht malignen Gewebestrukturen möglich. Obwohl die Kernspintomographie knöcherne Strukturen nur eingeschränkt abbildet, kann doch mit einer spezifischen Schichtebenenwahl eine mögliche Infiltration von HWS Strukturen exakt beurteilt werden.

Die Kernspintomographie verbessert beim Tonsillenmalignom die radiologische Diagnostik, sie ist jedoch nur bei speziellen Fragestellungen zwingend erforderlich. Zu diesen speziellen Fragestellungen gehören die Rezidivdiagnostik sowie die Abklärung großer benigner Raumforderungen.

2.9 Sonstige Oropharynxtumoren

Auch bei selteneren Raumforderungen im Oropharynx, wie Hämangiomen des Zungengrundes und des präepiglottischen Raumes sowie bei vaskulären Krankheitsbildern (z. B. arterio-venöse Fisteln), konnte die Kernspintomographie auf Grund des Flow-Phänomens eine exakte Diagnosestellung ermöglichen. Jedoch sollte bei ausgedehnten Gefäßprozessen präoperativ eine angiographische Technik mit eingesetzt werden, insbesondere um Zu- und Abflüsse exakt erfassen zu können. Bei 3 Patienten mit benignen Adenomen war die Kernspintomographiediagnostik sämtlichen anderen Methoden überlegen. Durch die gute Weichteildifferenzierung konnte die exakte Ausdehnung, die Verlagerung von Nachbarstrukturen und die Beziehung zum Gefäßnervensystem exakt erfaßt werden. Bei 2 Patienten mit jeweils einem wenig

differenzierten Myxom wurde die vergleichend eingesetzte Computertomographie bei einem Patienten falsch negativ bewertet. Bei einem weiteren Patienten konnte das exakte Gewebewachstum im Zungengrund computertomographisch nicht erfaßt werden.

2.10 Entzündliche und degenerative Erkrankungen des Kiefergelenkes

Die akute Entzündung des Kiefergelenkes ist heute sehr selten. Sie entsteht entweder hämatogen oder durch Fortleitung aus der Nachbarschaft (Otitis externa, Otitis media, Parotitis). Sie zeigt eine klinisch vergleichbare Symptomatik wie auch die Kiefergelenksbeteiligung bei dem akuten rheumatischen Fieber und der primär chronischen Polyarthritis.

Die degenerativen Veränderungen an den Kiefergelenken sind in der Regel auf funktionelle Fehlbelastungen zurückzuführen (Costen-Syndrom).

Die Veränderungen an dem Kieferköpfchen können im Detail mit der konventionellen Tomographie und der Pantomographie sowie der axialen Computertomographie dargestellt werden. Als einziges bildgebendes Verfahren ist jedoch die Kernspintomographie in der Lage, das entzündliche Gewebe und den Gelenkerguß infolge einer starken Signalgebung im Vergleich zum gesunden Gewebe abzugrenzen. Somit eignet sich dieses Verfahren insbesondere bei der Diagnostik der eitrigen Arthritis und der Osteomyelitis im Bereich des Kiefergelenkes. Degenerative Veränderungen lassen sich sehr gut im axialen Computertomogramm erfassen, insbesondere können die Deformierungen des Kieferköpfchens und seine Fehlstellung in der Gelenkpfanne sehr gut im Seitenvergleich dargestellt werden. Der Nachweis von Diskusschäden gelingt mit der Kernspintomographie besser.

Literatur

1. Brasch RC (1983) Methods of contrast enhancement for NMR imaging and potential applications: a subject review. Radiology 147:781–783
2. Lufkin RB, Larsson SG, Hanafee WN (1983) Work in progress: NMR anatomy of the larynx and tongue base. Radiology 148:173–175
3. Mendonee-Dias MH, Gaggelli E, Lauterbur PG (1983) Paramagnetic contrast agents in NMR medical imaging. Semin Nucl Med 13:364–376
4. Stark DD, Moss AA, Gamsu G, Clark OH, Goodnig GW, Webb WR (1983) Magnetic resonance imaging of the neck. Part I. Normal anatomy. Radiology 150:447–454
5. Mancuso AA, Hanafee WN (1985) Computed tomography and MRI on the head and neck, 2nd edn. Williams and Wilkins, Baltimore
6. Lufkin RB, Wortham DG, Dietrich RB, Hoover LA, Larsson SG (1986) Tongue and oropharynx: findings on MR imaging. Radiology 161:69–75

Abb. 14. Hypoglossusparese bei Tonsillenkarzinom mit parapharyngealem Wachstum. KST, $T_R/T_E = 1\,600/70$, SE, nativ. In einem T_2-betonten Bild Nachweis eines Areals hoher Signalintensität in der rechten Zungenhälfte bis zur Tonsillenloge reichend. Aufgrund der hohen Signalintensität des homogenen Binnenmuskels einer Zungenhälfte ist der Befund hier sicher vereinbar mit einer Hypoglossusparese. Die hohe Signalintensität bei der Hypoglossusparese ist bedingt durch die fettige Involution des Zungenkörpers

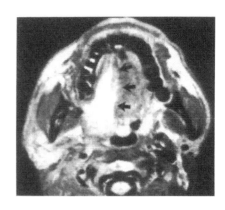

Abb. 15 a, b. Tonsillenkarzinom links. **a** KST, $T_R/T_E = 30/12$, 40° Flipwinkel, Flash-Sequenz, nativ. In der Flash-Sequenz (nativ) zeigt der Tumor bei einer Aufnahmezeit von 3 s auf der linken Seite, in der Tonsillenloge und parapharyngeal eine gering erhöhte Signalintensität. Die Frage, ob der Tumor die Mittellinie überschreitet kann nativ nicht sicher beantwortet werden. **b** KST, $T_R/T_E = 30/12$, Flash-Sequenz, Gd-DTPA. Nach Gadolinium-DTPA Applikation, 3 min nach der Injektion, deutliche Zunahme der Signalintensität. Der Tumor reicht bis an die Mittellinie und infiltriert hier die Schleimhaut. Nach Kontrastmittelgabe gelingt die Beurteilung der parapharyngealen Infiltration wesentlich besser

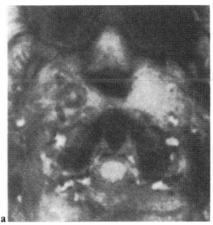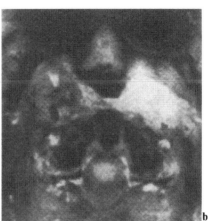

Abb. 16 a, b. Tonsillenkarzinom links. **a** KST, $T_R/T_E = 500/28$, SE, nativ. Im T_1-betonten Bild (nativ) Nachweis einer Raumforderung mittlerer Signalintensität in der linken Tonsillenloge mit Ausbreitung nach parapharyngeal, Richtung Gefäßnervenscheide. **b** KST, $T_R/T_E = 500/28$, SE, Gd-DTPA. In der Postkontrastaufnahme mit T_1-betonter Sequenz gelingt eine exakte Abgrenzung der Raumforderung parapharyngeal und von der Gefäßnervenscheide. Die Ausdehnung Richtung Zungenrand sowie Zungengrund ist gut erkennbar

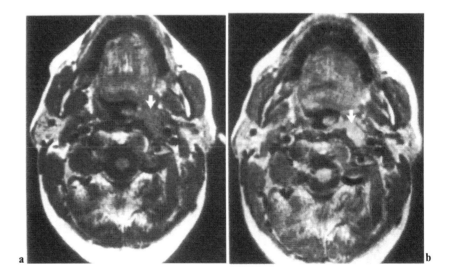

7. Mees K, Vogl Th, Bauer M (1985) Kernspintomographie in der Hals-Nasen-Ohrenheilkunde: Diagnostische Möglichkeiten. Laryngol Rhinol Otol 64:177–180
8. Unger MF (1985) The oral cavity and tongue: magnetic resonance imaging. Radiology 155:151–153
9. Stark DD, Moss AA, Gamsu G, Clark OH, Goodnig GW, Webb WR (1983) Magnetic resonance imaging of the neck. Part II. Pathological findings. Radiology 150:433–461
10. Wewli FW, MacFall JR, Glover GH, Grigsby H, Haughton V, Johanson J (1984) The dependency of NMR image contrast on intrinsic and pulse sequence timing parameters. Mag Res Imaging 16:2–3
11. Kilgore DP, Breger RK, Daniels DL, Pojunas KW, Williams AL, Haughton VM (1986) Cranial tissues: normal MR appearance after intravenous injection of Gd-DTPA. Radiology 160:757–761

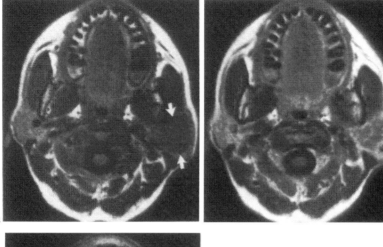

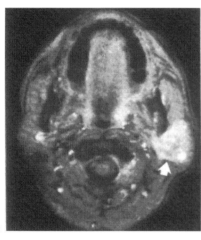

Abb. 17 a–c. Adenokarzinom der Parotis links. **a** KST, $T_R/T_E = 500/28$, SE, nativ. In transversaler Orientierung zeigt sich in der Kernspintomographie in den zentralen Abschnitten der linken Parotis eine Raumforderung niedriger Signalintensität. Das periphere Drüsenparenchym weist eine hohe Signalintensität um die Raumforderung auf. **b** KST, $T_R/T_E = 500/28$, SE, Gd-DTPA. In der T_1-betonten Sequenz nach Applikation des paramagnetischen Kontrastmittels Gadolinium-DTPA mittlerer Anstieg der Signalintensität im Tumor. Nach Kontrastmittelgabe läßt sich der Tumor exakt von der noch nicht verschlossenen Vena retromandibularis abgrenzen. Aufgrund der verminderten Vaskularisation kann der Tumor vom Drüsenparenchym gut unterschieden werden. **c** KST, $T_R/T_E = 30/12$, 40° Flipwinkel, flash, Gd-DTPA. In einer Flash-Sequenz nach Kontrastmittelgabe zeigt die Raumforderung in der linken Parotisloge einen deutlichen Anstieg der Signalintensität im Vergleich zum randständigen Drüsenparenchym und der normalen Parotis auf der rechten Seite

3 Kopfspeicheldrüsen

3.1 Untersuchungstechnik

Die computertomographische Diagnostik erfolgt in axialer Schichtung mit einem Schichtabstand von 4 mm. Zur Verbesserung des Gewebekontrastes kann zusätzlich ein jodhaltiges Kontrastmittel entweder intravenös appliziert, oder in das Gangsystem injiziert werden, um dieses gleichfalls sichtbar zu machen. Bei der kernspintomographischen Diagnostik wird, um einen exakten Seitenvergleich der Glandula parotis zu ermöglichen, ausschließlich die Kopfspule verwendet. Bei der Diagnostik der Glandula submandibularis und sublingualis ist der Einsatz von Oberflächenspulen dem der Kopfspule überlegen. Die Untersuchungen erfolgen in Spinechotechnik, jeweils mit einer langen ($T_R = 1\,600$ ms) sowie einer kurzen Repetitionszeit ($T_R = 400$ ms) bei einer Echozeit von jeweils 30 ms und 90 ms. Die Schichtdicke beträgt etwa 5 mm. Neben der axialen Schichtung werden die Untersuchungen ebenfalls in einer frontalen Projektion durchgeführt. In einigen Fällen kann auch eine paraxiale Schichtung vorgenommen werden. Die Verwendung des paramagnetischen Kontrastmittel Gd-DTPA ermöglicht eine bessere Gewebedifferenzierung, insbesondere durch die verbesserte Beurteilung der Gewebevaskularisation. In Verbindung mit der schnellen Bildgebung können durch charakteristische Zeit-, Signal- und Intensitätsverläufe bestimmte Rückschlüsse auf Kontrastmittelaufnahme, Speicherungsverhalten und Kontrastmittelabfluß und somit auf die Gewebevaskularisation gezogen werden.

3.2 Normale Anatomie

Kernspintomographisch kommen bei der Diagnostik der Speicheldrüsen eine Vielzahl von Gewebestrukturen auf engem Raum zur Darstellung. Anhand unterschiedlicher Relaxationszeiten ist mit der Kernspintomographie eine Gewebedifferenzierung durchführbar. So können Fett- und Muskelgewebe einerseits, sowie Gefäß- und Knochenstrukturen andererseits, gut vom Drüsengewebe abgegrenzt werden. Im Unterschied zur computertomographischen Darstellung ist für die Bildgebung in der KST von Bedeutung, daß Blutgefäße, bedingt durch das Blutflußphänomen, eine geringe

Abb. 18. Zystadenolymphom der Parotis links. In der Kernspintomographie mit einer T_1-betonten Sequenz ist in der linken Parotis eine rundliche Raumforderung niedriger Signalintensität nachweisbar. Das randständige zirkuläre Restdrüsenparenchym ist nur wenige Millimeter dick, die Vena retromandibularis ist durch die Raumforderung nach lateral und ventral verlagert

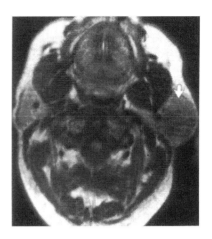

Abb. 19 a, b. Zyste in der Parotisloge rechts. **a** KST, $T_R/T_E = 1600/23$, SE, nativ. In einem Protonendichtebild zeigt sich eine Raumforderung mittlerer Signalintensität die sich von angrenzendem Muskel- und Fettgewebe und den Gefäßen medial abgrenzen läßt. **b** KST, $T_R/T_E = 1600/90$, SE, nativ. In einer T_2-betonten Sequenz Bestätigung der Diagnose einer Raumforderung sehr hoher Signalintensität. Der Befund ist charakteristisch für eine zystische Struktur

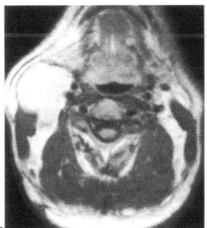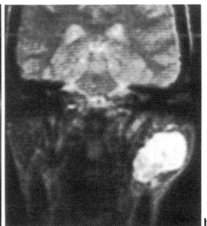

Signalintensität aufweisen und sich daher dunkel darstellen. Als Leitstruktur hat sich das Corpus adiposum buccae, das sich in enger Nachbarschaft zum M. masseter und der Glandula parotis befindet, bewährt. Durch diese Fettstrukturen verlaufen als signalarme Zonen die Arteria und Vena facialis. Vornehmlich auf Grund der höheren Signalintensität können im T_2-betonten Bild die Tonsillen, sowie die Speicheldrüsen im Vergleich zum Muskelgewebe, gut identifiziert werden.

Bei der computertomographischen Darstellung der Ohrspeicheldrüsen kann es insbesondere im kaudalen Drüsenbereich zu Überlagerungsartefakten metallischer Zahnimplantate kommen, die die Auswertung der Bilder einschränken.

3.3 Speicheldrüsentumoren (Abb. 17–19)

Die Diagnostik gutartiger und bösartiger Ohrspeicheldrüsentumoren bereitet in der Regel keine Proble-

me. Allerdings ist die Abklärung von Raumforderungen der Submandibularis- und Sublingualisloge nicht immer einfach. Entzündliche Begleitreaktionen, kapselüberschreitendes Wachstum mit Infiltration des Nachbargewebes oder lokale Rezidive in einem radiogen induzierten Weichteillager erschweren die genaue Abgrenzung und gestatten ganz selten eine exakte präoperative Festlegung der Resektionsgrenzen. Während bei fortgeschrittenen Parotistumoren präoperativ die Frage nach der Nachbarschaftsbeziehung zu Grenzstrukturen (Schädelbasis, tiefe Halsfaszie) im Vordergrund steht, ist es bei den Tumoren der Glandula submandibularis und sublingualis überwiegend die Frage nach dem Resektionsausmaß und der lokalen Rekonstruktion.

Mit der Computertomographie gelang erstmals die direkte Abbildung der Kopfspeicheldrüsen. Obwohl die Qualität der computertomographischen Abbildung ständig verbessert wurde, bleiben auch bei den gegenwärtigen Möglichkeiten der hochauflösenden Technik noch diagnostische Lücken. Während mit der

Computertomographie häufig nur eine axiale Schichtung und somit nur eine Beurteilung der horizontalen Tumorausdehnung möglich ist – die vertikale Tumorausdehnung muß aus den einzelnen horizontalen Schichtebenen rekonstruiert werden – gelingt mit der Kernspintomographie eine artefaktfreie dreidimensionale Darstellung der Raumforderung ohne Umlagerung des Patienten. Das kernspintomographische Bild zeichnet sich ferner durch fehlende Randartefakte im Grenzbereich Knochen-Weichteilgewebe und durch fehlende Artefakte metallischer Zahnimplantate aus. Im Gegensatz zum computertomographischen Bild ist die Beurteilung einer Infiltration der Schädelbasis durch die frontale Schichtführung sehr viel besser möglich. Zur Klärung der technischen Operabilität sind Abbildungen in der frontalen und axialen Schichtebene ausreichend. Neben der guten dreidimensionalen Darstellung der Raumforderung kann der eigentliche Tumor insbesondere durch Verwendung von Multiechosequenzen von Begleitreaktionen (Ödem, entzündliches Infiltrat) einerseits, und vom gesunden Nachbargewebe andererseits, gut abgegrenzt werden. Anhand der frontalen Schichtebenen kann gleichzeitig auch der zervikale Lymphknotenstatus mit einer einzigen Schicht erfaßt werden. Auf diese Weise können inoperable Tumorstadien früher erkannt und ohne weitere diagnostische Maßnahmen frühzeitig eine Radiotherapie oder eine sequentielle bzw. simultane Chemoradiotherapie eingeleitet werden. Auch in der Strahlentherapie ist die exakte dreidimensionale Tumordarstellung zur Festlegung der Strahlenfelder von Bedeutung. Im Verlauf der Behandlung kann mit einigen wenigen definierten Schichten die Residualtumorgröße und somit die Wirksamkeit der Therapie beurteilt werden.

Was die Dignität und Spezifität anbelangt, so können unter Berücksichtigung der Beurteilung von Grenzstrukturen, Signalintensitäten, T_1- und T_2-Zeiten sowie der Homogenität abgebildeter Gewebestrukturen differentialdiagnostische Rückschlüsse gezogen und insbesondere bösartige von gutartigen Tumoren unterschieden werden.

Adenome der Ohrspeicheldrüse stellen sich als signalarme Zonen innerhalb des Drüsenparenchyms dar. Parotiszysten zeigen typische T_1- und T_2-Zeiten. Im T_2-betonten Bilde ist die Zystenmembran gut erkennbar, die Abgrenzung homogen. Eine charakteristische Morphologie weisen auch Lipome der Kopfspeicheldrüsen auf. Sowohl im T_1- wie im T_2-betonten Bild imponieren diese Raumforderungen als signalreiche Bezirke und können so differenziert werden. Im Gegensatz zu den gutartigen Raumforderungen zeigen bösartige Neoplasien keine glatte Grenze zum Nachbargewebe. Das infiltrative Wachstum ist mit der Kernspintomographie gut darstellbar.

Mit der Computertomographie war eine Unterscheidung zwischen Narbengewebe bzw. Ödem und Tumorgewebe kaum möglich. Die Kernspintomographie hingegen gestattet eine genaue Differenzierung, so daß mit dieser Untersuchungstechnik insbesondere bei der Verwendung des paramagnetischen Kontrastmittels auch frühe Rezidive nachgewiesen werden können, ebenso ist die Beurteilung eines Residualtumors möglich.

Weitere artdiagnostische Informationen können mit der Darstellung der lokalen Kontrastmittelkinetik erreicht werden. Sehr gefäßreiche Tumoren wie Lymphangiome und Hämangiome können, sowohl zur Verlaufskontrolle, als auch zur Operationsplanung, auf diese Weise übersichtlich dargestellt werden. Neben der Primärdiagnostik hat die KM-Kernspintomographie auch die Rezidivdiagnostik bei Tumoren der Kopfspeicheldrüsen deutlich verbessert.

3.4 Neoplasie der intra- und periglandulären Lymphknoten (Metastasen, maligne Lymphome, AIDS) (Abb. 20, 21)

Charakteristisch ist die Darstellung von Lymphknotenmetastasen und malignen Lymphomen, die ihren Ursprung in den Drüsenlogen nehmen. Insbesondere Lymphknotenkonglomerattumoren können im Kernspintomogramm bei geeigneter Wahl der Meßparameter und insbesondere nach Kontrastmittelgabe von gesunden Nachbarstrukturen exakt abgegrenzt und spezifisch dargestellt werden. So kann beim Verdacht auf eine Metastasierung in einem intra- bzw. periglandulären Lymphknoten, oder bei einem Hodgkin- bzw. Non-Hodgkin-Lymphom alieno loco, im Rahmen des Stagings, eine erste Differenzierung mit der Kernspintomographie vorgenommen werden.

Die Parotisveränderungen bei AIDS können einerseits unter dem Bild eines Kaposi-Sarkoms (zystischadenomatös veränderte Parotis) oder unter dem Bild eines malignen Lymphoms imponieren. Beide Manifestationsformen lassen sich, insbesondere bei bekannter Grunderkrankung, kernspintomographisch nach Kontrastmittelgabe ausreichend sicher erfassen.

3.5 Sialadenitis (Abb. 22)

Chronische Entzündungen der Speicheldrüsen müssen gelegentlich von Malignomen abgegrenzt werden, insbesondere die einseitig auftretende chronisch-sklerosierende Sialadenitis der Glandula submandibularis (Küttner-Tumor) und die postprimäre hämatogene tuberkulöse Sialadenitis.

Abb. 20 a, b. AIDS-Infiltration der Parotisloge. **a** KST, $T_R/T_E = 500/28$, SE; nativ. In einer T_1-betonten Sequenz zeigt sich kernspintomographisch eine massive Auftreibung der Parotis linksseitig, die Raumforderung dehnt sich nach ventral und dorsal aus, sowie nach parapharyngeal und zirkulär um die Mandibula. **b** In frontaler Schichtung gelingt die topographische Zuordnung der Raumforderung kraniokaudal mit Nachweis der Infiltration parapharyngeal und retromaxillär. Histologisch: Lymphomgewebe bei AIDS

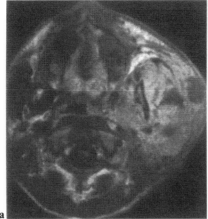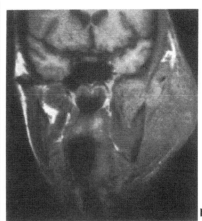

Abb. 21 a, b. AIDS-Infiltration der Parotis links (nodulär und zystisch). **a** KST, $T_R/T_E = 500/28$, SE, nativ. In frontaler Projektion zeigt sich in der linken Parotisloge eine Auftreibung. Nachweis von Arealen mittlerer und niedriger Signalintensität, zum Teil glatt begrenzt. **b** KST, $T_R/T_E = 500/28$, SE, Gd-DTPA. Nach Kontrastmittelgabe zeigt die normale Parotis auf der rechten Seite eine deutliche Zunahme der Signalintensität. Links lassen sich nach Kontrastmittelgabe knotige Veränderung in der Parotis sowie multiple zystische Areale in den lateralen Abschnitten abgrenzen. Histologie: noduläre, zystische, granulomatöse Infiltration bei AIDS

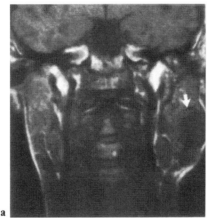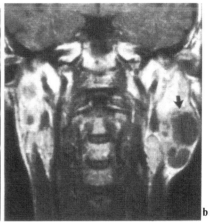

Abb. 22. Parotitis links. KST, $T_R/T_E = 1600/23$, SE, nativ. Kernspintomographisch zeigt sich auf der linken Seite eine ödematös veränderte Glandula parotis mit ödematöser Auftreibung der Kutis und Subkutis. Der Muskel zeigt eine gering erhöhte Signalintensität als entzündliche Begleitreaktion. Kein Nachweis einer infiltrativen Raumforderung

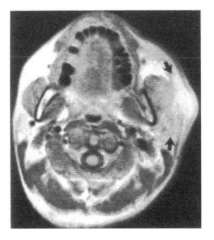

Während mit der Computertomographie eine differentialdiagnostische Abgrenzung neoplastischer Raumforderungen von entzündlichen Speicheldrüsentumoren nicht möglich ist, können diese im Kernspintomogramm aufgrund ihres Signalverhaltens abgegrenzt werden.

Grundsätzlich kann man heute behaupten, daß die Kernspintomographie gegenwärtig in der Diagnostik von entzündlichen und neoplastischen Raumforderungen der Kopfspeicheldrüsen die Vorteile der Ultraschalldiagnostik und der Computertomographie in sich vereinigt und darüber hinaus über eine Reihe von weiteren diagnostischen Vorzügen verfügt, die allerdings gegenwärtig noch keine routinemäßige Anwendung rechtfertigen.

Literatur

1. Gademann G, Haels J, Semmler W, van Kaick G (1988) Kernspintomographie bei Erkrankungen der Parotis. Laryngol Rhinol Otol 67:211–216
2. Lenarz T, Haels J, Gademann G, Fritz P (1969) Kernspintomographie in der Diagnostik von Parotistumoren. HNO 34:515–520
3. Mees K, Vogl Th, Seiderer M (1984) Kernspintomographie in der Hals-Nasen-Ohren-Heilkunde. I. Fallbeispiele. Laryngol Rhinol Otol 63:485–487
4. Mees K, Vogl Th, Bauer M (1985) Kernspintomographie in der Hals-Nasen-Ohren-Heilkunde. II. Diagnostische Möglichkeiten. Laryngol Rhinol Otol 64:177–180
5. Mees K, Vogl Th, Kellermann O (1988) Die Kernspintomographie bei Tumoren der Kopfspeicheldrüsen – ein diagnostischer Vorteil? Laryngol Rhinol Otol 67:355–361
6. Teresi LM, Lufkin RB, Wortham DG, Abemayor E, Hanafee WN (1987) Parotid masses: MR imaging. Radiology 163:405–409

4 Nase, Nasennebenhöhlen und Gesichtsschädel

4.1 Untersuchungstechnik

Als Standarduntersuchungstechnik in der Computertomographie hat heute folgendes Vorgehen zu gelten; im Bereich der Nasennebenhöhlen und des Mittelgesichtes ist eine Schichtdicke von 4 mm und eine Untersuchung in kontinuierlichem Schichtabstand obligat zu fordern. Als Standarduntersuchungsorientierung gilt die axiale Schichtposition; die Schichten werden dabei parallel zur Hauptachse des Körpers, senkrecht zum Tisch durchgeführt. Soweit möglich sollte speziell in dieser Region der Versuch einer Untersuchung in koronarer Schichtorientierung angestrebt werden. Dabei ist zum einen die Untersuchung des Patienten in Rückenlage mit gekippter Gantryanordnung des Computertomographen möglich, des weiteren die Position in Bauchlage. Die Anwendung von intravenösen, nicht ionischen Kontrastmitteln zur Nebenhöh-

lendiagnostik ist nur in Sonderfällen erforderlich. Bei der Bildinterpretation müssen die Aufnahmen im sogenannten Weichteilfenster vorliegen, um eine Abgrenzung von verschiedenen Weichteilstrukturen, wie Muskel- und Tumorgewebe zu ermöglichen. Zur Darstellung feinster Knochendestruktionen der Kortikalis muß die Untersuchung im sog. Knochenfenster ausgewertet werden. Die dabei verwendeten Fensterbreiten erlauben eine selektive Beurteilung des Knochenstatus der Nasennebenhöhlenwandungen.

In der kernspintomographischen Untersuchungstechnik wird ähnlich wie in der Computertomographie mit einer Schichtdicke von 4 mm kontinuierlich gemessen. Ebenso wie in der CT werden dabei Schichten in einer zusätzlichen Ebene, meist koronar durchgeführt. Aufgrund unserer umfangreichen Erfahrungen halten wir die Anwendung des paramagnetischen Kontrastmittels als hilfreich und notwendig. In der Diagnostik der Nasennebenhöhlen, insbesondere bei der Abklärung von Tumorrezidiven ist dabei sowohl die Verwendung der T_1- wie T_2-betonten Sequenzen zu fordern. Nach Kontrastmittelgabe ist eine Untersuchung in T_1-betonter Sequenz ausreichend. Die Durchführung von Subtraktionsaufnahmen der T_1-betonten Sequenzen vor und nach Kontrastmittelgabe erleichtert die Beurteilung maligner Infiltrationen. Die Verwendung spezifischer Oberflächenspulen erscheint lediglich bei der Darstellung orbitaler Prozesse, insbesondere bei krankhaften Veränderungen des Nervus opticus und seiner Beziehung zum Chiasma opticum sinnvoll. Ansonsten können die Untersuchungen der Nasennebenhöhlen mit der Kopfspule ausreichend und diagnostisch wertbar durchgeführt werden.

4.2 Normale Anatomie (Abb. 23)

Grundsätzlich ist bei der Diagnostik der Nasennebenhöhlen und des Gesichtsschädels die Computertomographie gegenwärtig am besten in der Lage die knöchernen Strukturen des Gesichtsschädels abzubilden. Die teilweise sehr dünnen Knochenlamellen können mit der Kernspintomographie nicht dargestellt werden. Die Knochenkortikalis stellt sich im normalen kernspintomographischen Bild als eine dünne schwarze Linie dar. Normalerweise kann die Schleimhaut-Kortikalis-Grenze nicht ausreichend sicher dargestellt werden, nur bei einer Schleimhautverdickung läßt sich die dunkle Linie, die dem kortikalen Knochen entspricht, wieder gut erkennen. Die markhaltigen Strukturen im Bereich des Unterkiefers und des Jochbeines sind kernspintomographisch allerdings als Zonen höherer Signalintensität darstellbar. Eine der CT vergleichbare Darstellung der Knochenstrukturen ist jedoch nicht möglich.

Abb. 23a,b. Nasennebenhöhlen und Gesichtsschädel. **a** Topographische Verhältnisse. KST, Frontale Schichtorientierung (SE: $T_R/T_E = 1600/35$ ms). **b** Graphische Darstellung der einzelnen Strukturen mit anatomischer Zuordnung. (Aus Lissner u. Seiderer 1987)

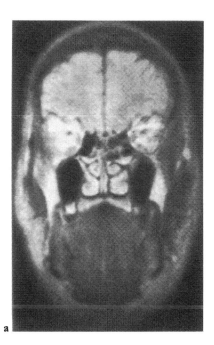

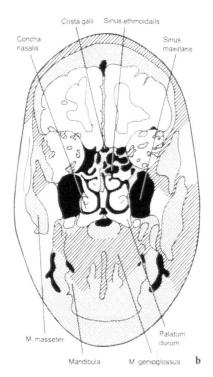

4.3 Angeborene und erworbene Anomalien und Fehlbildungen

4.3.1 Meningozele, Meningoenzephalozele

Frontobasale Spalten mit zelenartiger Vorwölbung der Hirnhäute und von Hirngewebe lassen sich mit der Computertomographie sehr gut sichtbar machen. Die knöcherne Lücke in der Frontobasis kann in ihrer Breiten- und Tiefenausdehnung exakt lokalisiert werden. Mit vergleichenden Dichtemessungen kann der Zeleninhalt dahingehend differenziert werden, daß eine Unterscheidung zwischen Liquor und Hirngewebe möglich ist. Die räumliche Ausbreitung dieser frontobasalen Hernien in die Orbita oder die Nasenhaupthöhle und die Verdrängung der orbitalen Weichteile sowie die Kompression von Septum und Nasenmuscheln können auf frontalen und axialen Schichten sehr gut dargestellt werden.

4.3.2 Hemiatrophia und Hemihypertrophia faciei

Sowohl die Hemiatrophia faciei als auch die Hemihypertrophia faciei führen, da sie fast ausschließlich auf eine Gesichtshälfte beschränkt sind, stets zu einer deutlich wahrnehmbaren und für die Betroffenen sehr störenden Gesichtsasymmetrie.

Atrophie und Hypertrophie sind häufig auf das mittlere Gesichtsdrittel beschränkt, jedoch kann auch die ganze Gesichtshälfte einbezogen sein. Die atrophischen bzw. die hypertrophischen Veränderungen müssen nicht auf die Weichteilgewebe beschränkt bleiben,

auch Maxilla, Mandibula, Jochbein und Stirnbein können miteinbezogen sein.

Bei ausgeprägter Asymmetrie, insbesondere bei Einbeziehung des Gesichtsschädelskeletts empfiehlt sich präoperativ eine radiologische Übersichtsdiagnostik. Während die konventionelle Tomographie die knöchernen Veränderungen räumlich sehr exakt abbildet, kann man mit der Computertomographie (axiale Schichtung) das Ausmaß des Gewebeschwundes bzw. -überschusses sowohl an Knochen als auch an den Gesichtsweichteilen sehr übersichtlich darstellen.

4.3.3 Oro- und kraniofaziale Fehlbildungen

Umschriebene Spaltbildungen des Mittelgesichts (quere und schräge Gesichtsspalten, Nasenspalten, LKG-Spalten) stellen keine Indikation für eine Tomographie dar. Die bei den schrägen Gesichtsspalten auftretende Dysplasie der ipsilateralen Nasenpyramide und die atypischen Verläufe des Tränenkanals können, sofern erforderlich, mit Übersichtstechniken bzw. Kontrastmitteldarstellungen ausreichend beurteilt werden.

Im Gegensatz hierzu können Nasenrückenzysten mit Ausdehnung in den Glabella-Kanthusbereich oder sogar bis zum Siebbein, vornehmlich wenn es sich um ein Rezidiv handelt, eine präoperative computertomographische Abklärung erforderlich machen. Die Beziehung der Zyste, bzw. der Residualzyste zur Orbita, zur Frontobasis und zu Nasenhaupt- und Nasennebenhöhlen, können auf diese Weise gut sichtbar gemacht werden und für das operative Vorgehen von Bedeutung sein.

Lippen-Kiefer-Gaumenspalten, oder Minorformen bedürfen keiner computertomographischen Abklärung.

Die in der Regel komplexen oro- und kraniofazialen Fehlbildungen manifestieren sich überwiegend an Ober- und Unterkiefer, Schädelkalotte, Ohr und Auge:

Dysostosis mandibulo-facialis (Franceschetti)
Mikrogenie
Mikrotie
Gehörgangsatresie
Lidkolobom

Dysostosis cranio-facialis (Crouzon)
„Turmschädel" (vorzeitige Verknöcherung der Schädelnähte)
Mikrognathie
Gaumenspalte

Pierre-Robin-Syndrom
Mikrogenie
Glossoptose
Gaumenspalte

Apert-Syndrom (Akrozephalosyndaktylie)
Zusätzlich zu den Verwachsungen an Finger und Zehen
„Turmschädel" (Vorzeitige Verknöcherung der Schädelnähte)
Mikrognathie
Gaumenspalte

Die konventionelle Tomographie und die Computertomographie haben bei der Beurteilung der Fehlbildungen des Schädelskeletts eine annähernd gleiche Aussagekraft.

Außer mit den konventionellen bzw. computertomographischen Methoden können komplexe Gesichts- und Schädelmißbildungen neuerdings auch mit der dreidimensionalen Computertomographie (3-D-Verfahren) sehr plastisch, allerdings mit großem Zeitaufwand, dargestellt werden.

4.3.4 Choanalatresie

Die Kontrastmitteldarstellung der Nasenhaupthöhle bzw. die Überprüfung der Kontrastmitteldurchgängigkeit im Bereich der Choane mit rekliniertem Kopf und Fixierung in einer Babixhülle und Durchleuchtung in Seitenlage kann heute zu Gunsten der CT verlassen werden (Aspirationsgefahr!)

Die Computertomographie zeigt die in der Regel knöchernen Atresien im Seitenvergleich sehr übersichtlich und gut. Begleitende Fehlbildungen der Na-

senhaupthöhle, z. B. Deviationen des Vomer, und des Nasenrachenraumes können gleichzeitig miterfaßt werden.

Mit Hilfe der Dünnschichttechnik und der multiplanaren Rekonstruktion bietet die Computertomographie gegenwärtig eine sehr gute Diagnostik der Choanalatresie, insbesondere gelingt eine gute Unterscheidung zwischen knöchernen und bindegewebigen Verschlüssen.

4.4 Frontobasisfrakturen (Abb. 24, 25)

Während die Frakturlinien im Bereich der Frontobasis sowohl computertomographisch als auch mit der konventionellen Tomographie gleichermaßen gut dargestellt werden können, gelingt der Nachweis begleitender endokranieller und orbitaler Schädigungen nur mit der Computertomographie. Da bei schädelhirntraumatisierten Patienten der Ausschluß endokranieller Komplikationen immer erfolgen muß, bietet sich die computertomographische Diagnostik im Weichteil- und Knochenfenster häufig als einzeitige Untersuchung an. Epi- und subdurale Hämatome können frühzeitig dargestellt werden, ebenso intrazerebrale Hämatome und Hirnödeme, ferner subarachnoidale, subdurale und epidurale Lufteinschlüsse. Nebenhöhlenverschattungen bei Liquorrhoe und Prolaps von Hirngewebe können mit der gleichzeitigen Dichtemessung differenziert werden. Frakturspalten im Siebbeindach und der Lamina cribrosa können auch im koronaren Computertomogramm erst nachgewiesen werden, wenn sie breiter als 1–2 mm sind, da sie von den anatomischen Lücken der Lamina cribrosa nicht ausreichend differenziert werden können. Hingegen können Frakturspalten und Frakturstufen ab 1 mm Breite an der Stirnhöhlenhinterwand und dem Keilbeindach nachgewiesen werden.

Intraorbitale Fremdkörper, Optikusscheidenhämatome, subperiostale Hämatome, Optikusabrisse und intraorbitale Knochenfragmente können mit der axialen Computertomographie am sichersten erfaßt werden.

4.5 Mittelgesichtsfrakturen (Abb. 26)

Im Gegensatz zu der Le Fort I-Fraktur kann bei den Le Fort II und III-Frakturen das Ausmaß der Frakturverläufe nur tomographisch festgestellt werden. Konventionelle Tomographie und Computertomographie sind hierbei gleichwertige Verfahren. Vorteile zeigt die Computertomographie wie bei den Frontobasisfrakturen ausschließlich bei begleitenden Weichteilverletzungen (Endokranium, Orbita).

Abb. 24. Frontobasisfraktur. CT, frontal, Fraktur des Keilbeinhöhlendaches und der lateralen Wand der linken Keilbeinhöhle mit weichteildichter Verschattung. (Aus Frey et al. 1988)

Abb. 25. Subdurales Hämatom links temporal. CT, axial. Hyperdense Zone mit Massenverschiebung und Verlagerung der Seitenventrikel nach rechts. (Aus Frey et al. 1988)

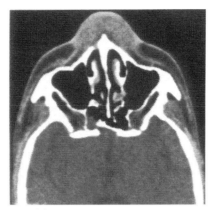

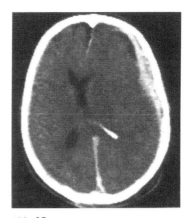

Abb. 24   **Abb. 25**

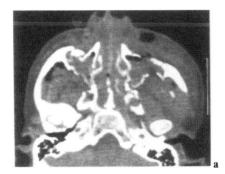

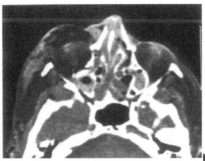

a   b   c

Abb. 26 a–c. Mittelgesichtsfraktur. CT, axial. Le Fort-III-Fraktur mit Destruktion der Kieferhöhlenwände, der Siebbeinzellen. Hämatom und Lufteinschluß **(a, b)**. Enophthalmus links, Exophthalmus rechts sowie Destruktion der medialen und lateralen Orbitawand beidseits **(c)**. (Aus Frey et al. 1988)

Abb. 27. Sinusitis ethmoidalis. CT, koronar. Komplette Verschattung der rechten, subtotale Verschattung der linken Siebbeinzellen. Keine knöchernen Destruktionen

4.6 Nasennebenhöhlenentzündungen (Abb. 27)

Der Einsatz der bildgebenden Diagnostik bei akuten Nasennebenhöhlenentzündungen erfolgt ausschließlich zur Abklärung von Komplikationen.

Bei chronischen Nasennebenhöhlenentzündungen kann die Computertomographie das Ausmaß der Schleimhautschwellung artefaktfrei darstellen. In koronaren Schichtführungen können Engstellen im Siebbeinzellsystem sehr gut verifiziert werden. Diese diagnostischen Vorteile können insbesondere bei den rezidivierenden polypösen Verlaufsformen genutzt werden.

4.7 Sinugene orbitale Komplikationen (Abb. 28)

Computertomographie und Kernspintomographie stehen in der Diagnostik sinugener Orbitakomplikationen heute ganz im Vordergrund. Sie sind in der Lage, kleinere Infiltrate sowie phlegmonöse Entzündungen darzustellen. Bereits computertomographisch läßt sich eine vom Siebbeinzellsystem ausgehende *orbitale Periostitis* anhand der hyperdensen Verbreiterung entlang der Lamina papyracea gut darstellen. Der *subperiostale Abszeß* zeigt computertomographisch einen verbreiterten Weichteilschatten an der betroffenen Knochenlamelle, mit einem peripher dichteren Randwall. Nach Kontrastmittelgabe ist keine Kontrastverstärkung nachweisbar. Während bei entzündlichen Komplikationen im Siebbein- und Keilbeinhöhlenbereich axiale Projektionen ausreichend sind, ist für die Stirn- und Kieferhöhle oft auch die koronare Projektion erforderlich. Kernspintomographisch ist zum Beispiel der subperiostale Abszeß sehr gut lokalisierbar, da er sich als signalschwacher Bezirk gegenüber dem Orbitafett abhebt.

Computertomographisch und kernspintomographisch läßt sich ebenso die *Orbitalphlegmone* gut erfassen, doch auch mit der Ultraschalldiagnostik besteht eine Treffsicherheit von über 90%.

4.8 Sinugene endokranielle Komplikationen (Abb. 29)

Bei den sinugenen endokraniellen Komplikationen ist die Computertomographie die Methode der Wahl. Ossäre Destruktionen, *epidurale* und *subdurale Hirnabszesse* lassen sich ebenso sicher erfassen wie kleinste intrakranielle Lufteinschlüsse (ab 1 mm). Knöcherne Lücken an der Hinterwand der Stirnhöhle sind am besten in der axialen Einstellung, Defekte im Bereich des Siebbeindaches, der Lamina cribrosa oder des Keilbeinhöhlendaches in der koronaren Projektion erkennbar. Knochendefekte sind oft kernspintomographisch nicht sicher abgrenzbar, dafür werden die entzündlichen Komplikationen an den Hirnhäuten und innerhalb des Gehirns ohne störende Skelettüberlagerung dargestellt. Beginnende, sehr umschriebene epidurale Abszesse, subdurale Empyeme und Hirnabszesse können im Einzelfall in der KST schon nachgewiesen werden, wenn das Computertomogramm noch negativ ist. Bei entsprechenden klinischen Symptomen kann die Kernspintomographie hier eine Lücke schließen. Epidurale und subdurale Abszesse werden an zusätzlichen Weichteilsignalen zwischen Diploe und Hirnoberfläche erkennbar.

Der *Frontalhirnabszeß* hebt sich im frühen Stadium im T_2-gewichteten Spinechobild durch erhöhte Signalintensität der entzündlich-ödematösen Randzone

gegenüber dem signalarmen Hirngewebe und dem signalschwachen Nekrosezentrum ab. Bei voll ausgebildetem Abszeß entsteht nach Kontrastmittelgabe eine deutliche ringförmige Signalanhebung gegenüber der signalarmen zentralen Nekrose und dem perifokalen Ödem.

4.9 Stirnbein- und Oberkieferosteomyelitis (Abb. 30)

Die Oberkiefer- und die Stirnbeinosteomyelitis können sowohl mit der axialen als auch koronaren Computertomographie wesentlich besser dargestellt werden als im konventionellen Tomogramm. Die umschriebenen Entkalkungszonen des Knochens, Knochensequester, Sklerosen und reaktiven Knochenbildungen, aber auch Weichteileinschlüsse innerhalb der Nebenhöhlen und Infiltrationen in die Nachbarschaft können kontrastreich abgebildet werden.

4.10 Muko- und Pyozelen (Abb. 31)

Muko- bzw. Pyozelen lassen sich in der CT sehr gut darstellen, insbesondere im axialen Tomogramm. Vorwölbungen und Konturunterbrechungen der Lamina papyracea sowie Kompressionen und Verlagerungen des Bulbus sind gut erkennbar. Stirnhöhlendefekte bzw. knöcherne Defekte am Orbitadach lassen sich besser in der koronaren Schichtführung abbilden. Kernspintomographisch können Muko- bzw. Pyozelen durch die höhere Signalintensität von der normalen Schleimhaut der Nasennebenhöhlen gut abgegrenzt werden. Im Gegensatz zu neoplastischen Raumforderungen zeichnen sie sich durch höhere Signalintensitäten aus. Da sich die Computertomographie gegenwärtig in der klinischen Routine bezüglich der Trefferquote als ausreichend erwiesen hat, ist der Einsatz der Kernspintomographie in solchen Fällen selten erforderlich.

4.11 Invasive Mykosen der Nasennebenhöhlen

Von klinischem Interesse sind insbesondere die Aspergillosen und die Mucormykosen. Diese Schimmelpilze befinden sich saprophytär auch auf der Schleimhaut des oberen Respirationstraktes. Das vermehrte Auftreten von Nasennebenhöhlenmykosen in den letzten Jahren ist wohl nicht nur auf die verbesserten und subtileren diagnostischen Methoden zurückzuführen, es ist auch ein Hinweis für eine absolute Zunahme ihrer Häufigkeit. Gefährdet sind vornehmlich Patienten mit einer lokalen oder generalisierten Abwehrschwäche. Schimmelpilzerkrankungen können invasiv und nicht

Abb. 28. Sinugener Retrobulärabszeß. CT, axial. Weichteildichte Tumorinfiltration des medialen Orbitatrichters mit Exophthalmus und Verlagerung des M. rectus medialis. (Aus Frey et al. 1988)

Abb. 29. Frontalhirnabszeß. CT, axial. Die Abszeßmembran imponiert als ringförmige, kontrastmittelanreichernde hyperdense Zone. (Aus Frey et al. 1988)

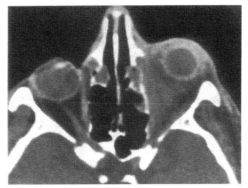

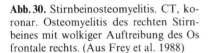

Abb. 28   **Abb. 29**

Abb. 30. Stirnbeinosteomyelitis. CT, koronar. Osteomyelitis des rechten Stirnbeines mit wolkiger Auftreibung des Os frontale rechts. (Aus Frey et al. 1988)

Abb. 31. Mukozele (Stirnhöhle, Siebbein) rechts. CT, axial. Ausgedehnte weichteildichte Raumforderung in Stirnhöhle und Siebbein mit partieller Destruktion der Lamina papyracea und Verdrängung des Bulbus nach ventral und lateral (Exophthalmus). (Aus Frey et al. 1988)

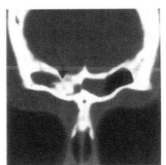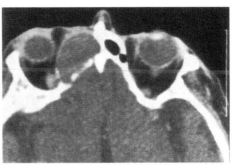

Abb. 30   **Abb. 31**

invasiv verlaufen. Die invasiven Verlaufsformen imponieren primär wie eine maligne Raumforderung im Nasennebenhöhlensystem mit infiltrativ-destruierendem Wachstum.

Mit der Computertomographie kann dieses infiltrative Wachstum sehr gut dargestellt werden. Sowohl der Einbruch in die Orbita und die Infiltration des Nervus opticus als auch die umschriebene Destruktion der Frontobasis mit Einbruch in das Endokranium mit entzündlichen Begleitsymptomen können ebenso gut erfaßt werden.

4.12 Nasennebenhöhlentumoren (Abb. 32–34)

Bei der Diagnostik von neoplastischen Raumforderungen im Nasennebenhöhlensystem basiert die Überlegenheit der Computer- und der Kernspintomographie gegenüber der konventionellen Tomographie auf einem wesentlich verbesserten Nachweis der Tumorausdehnung. Die Infiltrationstiefe solcher Raumforderungen, aber auch ein Überschreiten der Nebenhöhlengrenzen, ein Einbruch in die Orbita, das Enkokranium und den Retromaxillarraum kann direkt dargestellt werden. Nach Gabe von Kontrastmittel können Gewebedifferenzierungen vorgenommen werden, so können z. B. Hämangiome, Glomustumoren und Me-

ningeome anhand charakteristischer Abbildungseigenschaften, (Vaskularisationsgrad, Nekrosen, Narben, fetthaltige Zonen) differenziert werden.

In der Orbita kann neoplastisches Gewebe von Orbitafett, bei endokranieller Tumorprogression kann nach Kontrastmittelverstärkung das Tumorgewebe sehr gut von normalem Hirngewebe, abgegrenzt werden. Ferner lassen sich durch die Kontraststeigerung vergleichbar gute Abgrenzungen retromaxillär und parapharyngeal erzielen.

Destruktionen im Bereich des Canalis opticus sind computertomographisch wesentlich besser zu sehen als im konventionellen Tomogramm.

Die klinischen Vorteile der Kernspintomographie im Gegensatz zur Computertomographie bei der Darstellung maligner Tumoren der Nasennebenhöhlen liegen in einer überlagerungsfreien Abbildung ohne Beeinträchtigung durch knöcherne Störschatten. Die Abgrenzbarkeit der Tumoren gegen Hirngewebe, bzw. Muskulatur und Weichteilgewebe im Retromaxillar- und Parapharyngealraum ist wesentlich besser, auch die Unterscheidung zwischen neoplastischen und entzündlichen Raumforderungen in den Nasennebenhöhlen ist mit der KST infolge einer höheren Signalintensität durchführbar. Von Vorteil erweist sich in manchen Fällen die Möglichkeit der multiplanaren Darstellung, die ohne Umlagerung des Patienten

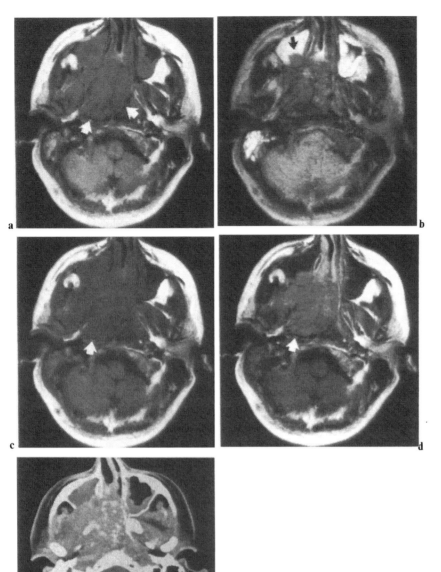

Abb. 32 a–e. Nasennebenhöhlenkarzinom. **a** KST, $T_R/T_E = 1600/23$, SE, nativ. In transversaler Projektion Nachweis einer Raumforderung mittlerer Signalintensität in der Nasenhaupthöhle und den Siebbeinzellen rechts. Einbruch in den Nasopharynx, die Schädelbasis, den Retromaxillarraum sowie in den Sinus maxillaris rechts. Der Sinus maxillaris ist in den vorderen Abschnitten mit einer Raumforderung mittlerer Signalintensität ausgefüllt. Verdickte Schleimhaut im linken Sinus maxillaris. **b** KST, $T_R/T_E = 1600/90$, SE, nativ. In der T_2-gewichteten Sequenz zeigt der Tumor retromaxillär rechts inhomogene Binnenareale. Die akut entzündlichen Schleimhautveränderungen (akute Sinusitis maxillaris) beidseits zeigen eine hohe Signalintensität. Erhöhte Signalintensitäten auch im Mastoid rechts als Zeichen einer begleitenden Mastoiditis. **c** KST, $T_R/T_E = 500/28$, SE, nativ. In einer T_1-betonten Sequenz läßt sich die Tumorinfiltration im Vergleich zum Protonendichtebild schlechter abgrenzen. **d** KST, $T_R/T_E = 500/28$, SE, Gd-DTPA. In der T_1-betonten Sequenz zeigt der Tumor nach Kontrastmittelgabe eine mittlere Signalintensität. Das Kontrastmittel Gd-DTPA dokumentiert exakt die Infiltration in den Retromaxillärraum und in die Schädelbasisabschnitte. Die entzündlichen Veränderungen der Kieferhöhlen zeigen kein Kontrastmittelenhancement. **e** Computertomographie in transversaler Schichtorientierung. Destruktion der dorsalen und medialen Kieferhöhlenwand. Der gesamte retromaxilläre Raum ist infiltriert, ebenso die seitlichen Gesichtsschädelabschnitte, ferner die Basis des Os okzipitale. Der Tumor zeigt ossifizierte Abschnitte

durchgeführt werden kann. Besonders bei der Rezidivdiagnostik bösartiger Tumoren, unter Verwendung von Gadolinium-DTPA, können lokale Rezidive ab einer Größe von ca. 5 mm mit ausreichender Sicherheit erfaßt werden.

4.13 Manifestationen von generalisierten Osteopathien am Schädelskelett

4.13.1 Fibröse Dysplasie

Feingeweblich handelt es sich um eine Fibrose des Knochenmarkes, die mit einer umschriebenen Auf-treibung des Knochens einhergeht. Manifestationen am Schädel sind die Temporo-Fronto-Orbitalregion, selten der Oberkiefer. Die Nasennebenhöhlen können partiell oder komplett obliteriert sein. Die fibröse Dysplasie entwickelt sich in der Regel im Schulalter, Mädchen sind etwa dreimal häufiger betroffen.

4.13.2 Morbus Paget

Feingeweblich stehen Knochenabbau und überschießende Knochenneubildung verbunden mit einer Fibrose des Knochenmarkes im Vordergrund. Diese Veränderungen führen zu einer Auftreibung und Ver-

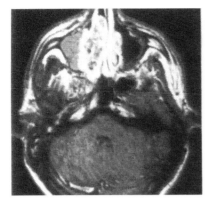
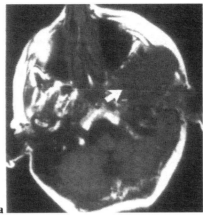
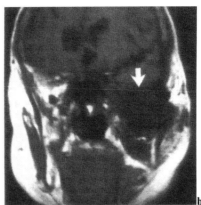
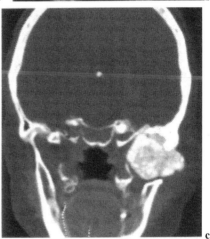

Abb. 33. Ästhesioneuroblastom. **a** KST, $T_R/T_E = 500/28$, SE, Gd-DTPA. In transversaler Schichtorientierung und T_1-gewichteter Sequenz nach Kontrastmittelgabe Nachweis einer Raumforderung in der Nasenhaupthöhle und im Sinus ethmoidalis rechts. Der Tumor zeigt zentral nekrotische Areale. Als Nebenbefund sieht man eine entzündliche Begleitreaktion im Sinus maxillaris rechts mit geringem Signalanstieg nach Kontrastmittelgabe. Die Schleimhaut der Nasenhaupthöhle zeigt eine deutliche Kontrastmittelaufnahme

Abb. 34 a–c. Gichttophus; Vergleich von CT und Kernspintomographie. **a, b** KST, $T_R/T_E = 500/23$, nativ, transversal (**a**), frontal (**b**). Darstellung einer signalarmen Raumforderung, die die gesamte Retromaxillärregion ausfüllt und die mittlere Schädelbasis destruiert. Der Signalcharakter ist mit kristallinen Gewebestrukturen vereinbar. **c** CT, frontal. Die native Computertomographie zeigt einen umschriebenen, glatt begrenzten Tumor erhöhter Dichte

formung des betroffenen Knochens (Ostitis deformans). Bevorzugte Lokalisation am Schädel ist die Schädelkalotte, die deutlich verdickt ist („Hut paßt nicht mehr"). Der Befall der Schädelbasis und der Sella kann zur Einengung des Lumens der Keilbeinhöhle der Siebbeinzellen und der Stirnhöhle führen. Bei Beteiligung der Maxilla („Prothese paßt nicht mehr") kann das Kieferhöhlenlumen eingeengt sein. Wie bei der Osteopetrosis Albers-Schönberg können Nervenaustrittsöffnungen der Schädelbasis (Canalis opticus, Foramen rotundum, ovale etc.) eingeengt sein.

4.13.3 Morbus Recklinghausen (Hyperparathyreoidismus)

Manifestationsstellen im Schädelbereich sind die Schädelkalotte sowie Ober- und Unterkiefer. Die erhöhte Osteoblastenaktivität führt zum Knochenabbau und zum fibrösen Umbau.

4.13.4 Osteopetrosis Albers-Schönberg

Kennzeichen dieser Erkrankung ist eine Verbreiterung der Kompakta, die zu einer Verdickung des Knochens

führt. Prädelektionsstelle am Schädel ist die Schädelbasis. Die Verdickung führt zur Verkleinerung, gelegentlich sogar zur kompletten Obliteration von Keilbeinhöhle, Stirnhöhle und Siebbeinzellen sowie zur Einengung von Nervenaustrittsöffnungen an der Schädelbasis.

4.13.5 Idiopathische Hyperostosen

Diese Osteopathie ähnelt der Osteopetrosis Albers-Schönberg. Im Unterschied zu dieser bleiben die idiopathischen Hyperostosen auf einen Knochen beschränkt, zum Beispiel die Maxilla oder seltener das Keilbein und führen somit zu umschriebenen Knochenverdickungen, die wie Osteome imponieren und die von diesen nur bioptisch abzugrenzen sind.

Während die Manifestationen am Gesichtsschädelskelett in der Regel mit den Übersichtsaufnahmen gut dargestellt und abgeklärt werden können, ergeben sich Indikationen zur Tomographie insbesondere bei Hirnnervenausfällen bzw. Neuralgien (I–VI) bei begleitenden orbitalen und endokraniellen Symptomen.

Für die Diagnostik der Nasennebenhöhlen und des Gesichtsschädels sollte prinzipiell gelten, daß zunächst zur Übersichtsdiagnostik die konventionellen Röntgentechniken zur Anwendung kommen (Nasennebenhöhlen in okzipitomentaler und okzipitofrontaler Projektion, seitliche Übersichtsaufnahmen). Bei entzündlichen und neoplastischen Raumforderungen ist die Computertomographie, hinsichtlich der weiteren Abklärung und insbesondere zur Bestimmung der räumlichen Ausdehnung, die Technik der Wahl. Der Einsatz der Kernspintomographie im Nasennebenhöhlen- und Gesichtsschädelbereich sollte gegenwärtig nur bestimmten Fragestellungen vorbehalten bleiben. Diese Fragen betreffen vornehmlich die räumliche Ausdehnung bei fortgeschrittenen Tumoren, insbesondere wenn es um die Frage geht, ob z. B. der Retromaxillärraum, das Endokranium, die Orbita oder weitere Nachbarschaftsstrukturen infiltriert sind. Hilfreich gestaltet sich die Kernspintomographie bei der Rezidivdiagnostik maligner Tumoren, wenn mit anderen Untersuchungstechniken, z. B. Endoskopie, Ultraschall keine Klärung herbeigeführt werden kann. Bei der Bestrahlungsplanung fortgeschrittener Tumoren ist die kernspintomographische Lokalisation der computertomographischen an Präzision überlegen.

Literatur

1. Grodd W, Lenz M, Baumann R, Schroth G (1984) Kernspintomographische Untersuchungen des Gesichtsschädels. Röfo 141:517–524
2. Mödder U, Steinbrich W, Heindel W (1985) Indikationen zur Kernspintomographie bei Tumoren des Gesichtsschädels und Halsbereiches. Digit Bilddiagn 5:55–60
3. Teresi ML, Lufkin RB (1987) MR imaging of the nasopharynx and floor of middle cranial fossa. Part I: Normal anatomy. Head and Neck Radiology 164:811–816. Part II: Malignant tumors. Head and Neck Radiology 164:817–821
4. Vogl Th, Mees K, Mühlig M, Lissner J (1988) Magnetic resonance imaging in diagnostic diseases of the pharynx and neck. Computer Assisted Tomographie 15
5. Casselmann JW, Demeulemaster L, Bossuyt G, Deschepper CG, Lemahien SF (1987) CT-findings in synovial chondromatosis of the TMJ. J Computer Assist Tomograph 11(5):898–900
6. Chiles DG, Wilk RM, Harms SE (1986) MRI in the diagnosis of temporomandibular disorders with a report of two cases. J Craniomandibular Practice 4(4):306–312
7. Cirbus MT, Smilack MS, Beltran J, Simon DC (1987) Magnetic resonance imaging in confirming internal derangement of the TMJ. J Prosthetic Dentistry 57(4)
8. Hüls A, Walter E, Süß Ch, Kalender WA, Luckenbach A, Schulte W (1985) Hochauflösungs-CT des Kiefergelenkes. Electromedia 53(4):143–153
9. Hüls A, Walter E, Küper K, Schmelzle R (1987) Internal Derangements des Kiefergelenkes und ihre Darstellung im KST. Dt Z Mund-Kiefer-Gesichts-Chir 11:328–332
10. Frey KW, Mees K, Vogl Th (1988) Radiologische Unfalldiagnostik in der Hals-Nasen-Ohren-Heilkunde. Thieme, Stuttgart
11. Lissner J, Seiderer M (1987) Klinische Kernspintomographie. Enke, Stuttgart

5 Hals

Die computertomographische Hals-Diagnostik hat erst in den letzten sieben Jahren eine ausreichende Bildqualität erreicht. Während beim CT die Applikation von jodhaltigem Kontrastmittel zur Darstellung der Gefäße zwingend notwendig ist, ermöglicht die KST bereits nativ die exakte Beurteilung der Gefäßscheiden-Region und sämtlicher Lymphknoten-Stationen. Von Vorteil ist eine exakte Differenzierung der verschiedenen Lymphknotengruppen, wobei in jedem Fall die Kombination von T_1- und T_2-gewichteten Sequenzen notwendig ist. Während in den T_2-betonten Sequenzen die Differenzierung von normalen und pathologischen Lymphknoten von Fettgewebe noch möglich erscheint, ist diese in bezug zum Muskelgewebe nur eingeschränkt durchführbar. Jedoch ist in den T_1-betonten Sequenzen eine genaue Unterscheidung der Lymphknoten von benachbarten Muskelgruppen möglich. Obwohl für die Beurteilung der Gefäßbeziehungen in der Kernspintomographie aufgrund des Flowphänomens keine Kontrastmittelgabe erforderlich ist, erscheint zur exakten Abklärung von möglichen Primärtumoren im Zungengrund-, Oropharynx- und Larynxbereich die KM-Gabe notwendig. Durch den Einsatz des paramagnetischen Kontrastmittels Gadolinium-DTPA kann der Vaskularisationsgrad, sowie die mögliche Tiefeninfiltration exakt beurteilt werden. Tumorinfiltrate und normales Weichteilgewebe, die in der nativen KST nicht sicher differenziert werden können, lassen sich unter Verwendung von Gradienten-Echo-Sequenzen mit einem Flipwinkel von 40° und den sogenannten 3-D-Sequenzen, sicher unterscheiden. Von Bedeutung, für die um die Mittellinie gelegenen Raumforderungen ist die sagittale Schichtführung bei der KST. Sie muß obligat gefordert werden, nicht zuletzt auch, um Prozesse, die von der Wirbelsäule ausgehen von primären Raumforderungen des Hypopharynx sicher abgrenzen zu können.

5.1 Untersuchungstechnik (Abb. 35)

Während die Körperspulen kernspintomographisch nur eine eingeschränkte Beurteilbarkeit der Halsregion ermöglichen, bietet die Entwicklung einer speziellen Oberflächenspule, die in einem Untersuchungsgang die Diagnostik von Zunge, Zungengrund und Mediastinum ermöglicht, eine breite Anwendungsmöglichkeit der KST für die Routinediagnostik. Als obligatorische Messungen müssen die Kombination von T_1- wie T_2-gewichteten Sequenzen gefordert werden, wobei die T_1-gewichtete Sequenz eine minimale Repetitionszeit von 400 ms aufweisen sollte. In T_2-ge-

Abb. 35. Schicht- und Parameter-Empfehlung für die KST-Untersuchung des Halses[a]

Sequenz-Nr.	Schicht-richtung	Sequenz-Typ	Repetitions-zeit T_R (ms)	Echozeit T_E (ms)	Schicht-dicke (mm)	Schicht-lücke (mm)
1	Sagittal	SE	300	30	5–10	–
2	Transversal	SE	1 600	30/90	5–10	0–3
3	Transversal	SE	400	30/90	5–10	0–3
4	Frontal	SE	400	30/90	5–10	0–3

[a] 0,35–1,0 T Sonstiges: Matrix = 256, Kopf- bzw. Oberflächenspule.
(Aus Lissner u. Seiderer 1987).

wichteten Sequenzen liegt dieser Wert bei 1 600–1 800 ms. Nach einer sagittalen Übersichtssequenz, die in 5 mm Abstand nebeneinander liegende Schichten miteinbeziehen sollte, erfolgt zunächst die Untersuchung in axialer Schichtorientierung. Eine Umlagerung des Patienten zur Messung weiterer Ebenen ist in der KST nicht erforderlich. Die zweite Ebene wird in frontaler Schichtorientierung durchgeführt. Danach wird bei der Suche nach eventuellen Primärtumoren obligat das paramagnetische Kontrastmittel Gadolinium-DTPA appliziert und mit einer T_1-gewichteten Sequenz in transversaler und frontaler Schichtorientierung gemessen. Bei Tumoren, die um die Mittellinie angeordnet sind, sollte zur Abgrenzung der Ausdehnung nach kranial und kaudal, auch die sagittale Schichtorientierung durchgeführt werden.

Die computertomographische Untersuchungstechnik am Hals fordert die Messung von 4 mm Schichten im kontinuierlichen Untersuchungsmodus. In jedem Fall ist die Applikation von jodhaltigem Kontrastmittel unabdinglich, da anderenfalls eine Differenzierung von Gefäß-, Lymphknoten- und Weichteilstrukturen insbesondere in der lateralen Halsregion nicht möglich ist. Von Nachteil erweist sich die hohe Kontrastmittelbelastung des Patienten, da durch eine große Anzahl von Schichten, ein Minimum von 150–180 ml Kontrastmittel im Bolus notwendig ist. Die Durchführung einer zweiten Schichtebene gelingt bei Raumforderungen des Halses computertomographisch nicht. Rekonstruktionsverfahren (planar), insbesondere in der sagittalen Schichtführung, geben Aufschluß über die Beziehung von Raumforderungen zur Wirbelsäule.

5.2 Normale Anatomie (Abb. 36, 37)

Röntgentopographisch gesehen verläuft die obere Begrenzung des Halses durch den Unterrand der Mandibula, die Warzenfortsatzspitze sowie die Protuberantia occipitalis externa. Das ventral gelegene viszerale Kompartiment beinhaltet im wesentlichen das aerodi-gestive System mit Ösophagus, Larynx, Trachea und der Schilddrüse. Analog zum CT lassen sich in transversalen kernspintomographischen Schichten Epiglottis und der M. constrictor pharyngis gut vom signalreichen Fettgewebe der aryepiglottischen Falten abgrenzen. In T_2-betonten Bildern stellen sich die Stimmlippen als symmetrische, relativ signalintensive Strukturen dar. Dagegen imponieren die Sinus piriformes als symmetrische ellipsoide Zonen mit der Signalintensität von Luft. Medial davon liegt der Kehlkopfeingang, lateral der Schildknorpel, der sich genau wie der Ringknorpel nur anhand von feinen linearen Strukturen identifizieren läßt. Bei starken Verkalkungen des Knorpelgerüstes sieht man abweichend hiervon eine Struktur niedriger Signalintensität. Der unmittelbar prävertebral gelegene Ösophagus stellt sich im Falle eines Lufteinschlusses als ringförmige Struktur dar. Ebenfalls gut verfolgen läßt sich der Verlauf des Ösophagus auch in sagittaler Schichtorientierung. Ventral und lateral der Trachea zeigt sich die Schilddrüse als homogene symmetrische Struktur. In T_2-betonten Aufnahmen weist das normale Schilddrüsengewebe eine höhere Signalintensität als die Mm. sternocleidomastoideus und sternothyreoideus auf. Dieses ist auf eine gering erhöhte T_1-Zeit und eine stark erhöhte T_2-Zeit, im Vergleich zur Muskulatur zurückzuführen.

Die beidseits seitlich gelegenen Kompartimente des Halses enthalten neben der Gefäßscheide die wichtigen Lymphabflußwege des Kopfes. Die Karotiden mit ihren Aufzweigungen sowie die Jugularvenen sind aufgrund des fehlenden Signals (schnell strömendes Blut!) in der Kernspintomographie gut von angrenzendem Fett- bzw. Muskelgewebe zu unterscheiden. Bei Gefäßen mit niedriger Flußgeschwindigkeit findet sich dagegen eine erhöhte Signalintensität insbesondere im venösen System.

5.3 Zervikale Abszesse

Die tonsillogenen, odontogenen, otogenen und glandulären Senkungsabszesse des parapharyngealen

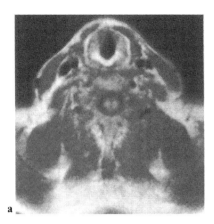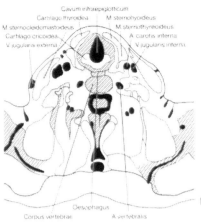

Abb. 36 a, b. Hals. **a** Topographische Verhältnisse in der KST in transversaler Schichtorientierung in der Höhe des Larynx (SE: $T_R/T_E = 1600/35$ ms). **b** Graphische Darstellung der einzelnen Strukturen mit anatomischer Zuordnung. (Aus Lissner u. Seiderer 1987)

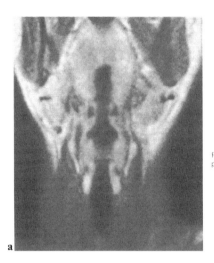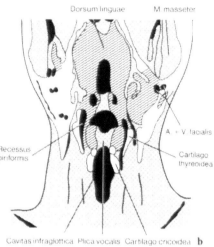

Abb. 37 a, b. Hals. **a** Topographische Verhältnisse in der KST in frontaler Schichtorientierung in Larynxmitte (SE: $T_R/T_E = 1600/35$ ms). **b** Graphische Darstellung der einzelnen Strukturen mit anatomischer Zuordnung. (Aus Lissner u. Seiderer 1987)

Raumes bedürfen in der Regel keiner Abklärung mit einem bildgebenden Verfahren. Prävertebrale Abszesse (unspezifische und tuberkulöse Spondylitis) und mediastinale Abszesse können jedoch computer- und kernspintomographisch (prävertebrale Region) sehr gut lokalisiert werden. Insbesondere können entzündliche Wirbeldestruktionen und Wirbelkavernen als Ausgangsorte der Abszesse gut dargestellt werden.

5.4 Lymphknotenmetastasen und maligne Lymphome (Abb. 38)

Während zur Erstellung eines zervikalen Lymphknotenstatus bei Kopf-Hals-Tumoren grundsätzlich bildgebende Verfahren nicht notwendig erscheinen, sind zur Abklärung von Grenzstrukturen (Gefäßscheide,

tiefe Halsfaszie, HWS) bildgebende Techniken erforderlich. Vergleichend müssen hier der Einsatz der Sonographie, der CT und der KST erwähnt werden. Besonders im zervikalen Bereich besitzt die Sonographie eine sehr gute diagnostische Wertigkeit, doch ist sie nur eingeschränkt zur Abklärung von supraklavikulären und mediastinalen Raumforderungen anwendbar. Hier erweisen sich sowohl die CT als auch die KST als Mittel der Wahl zur Erstellung des Lymphknotenstatus und bei der Suche des Primärtumors. Die bildgebenden Verfahren CT und KST ermöglichen in der Tumorrezidivdiagnostik eine exakte Beurteilung der topographischen Beziehungen der Lymphknoten zu Nachbarschaftsstrukturen. In der KST haben neuere technische Entwicklungen die sog. Gradienten-Echo-Sequenzen eine weitere Verbesserung der Darstellung des Lymphknotenbefalls bei Hodgkin- und Non-

Abb. 38. Lymphknotenmetastase submandibulär rechts. KST, $T_R/T_E = 1600/23$, SE, nativ. In frontaler Schichtführung Nachweis einer rundlichen unscharf begrenzten Raumforderung mittlerer Signalintensität in der Regio submandibularis. Lymphknotenmetastase mit homogener Struktur

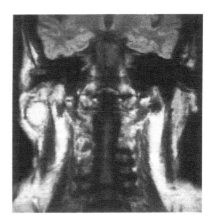

Hodgkin-Lymphomen gebracht. Bei Verwendung einer Flash-Sequenz mit einem Flipwinkel ab 40° zeigen pathologisch vergrößerte Lymphknoten ein spezifisches Muster hoher Signalintensität und können dabei von Umgebungs- und Weichteilstrukturen gut differenziert werden. Erste Studien lassen erwarten, daß das Ausmaß der Signalintensität auch zur Beurteilung von Therapieverläufen herangezogen werden kann.

Bislang war es nicht möglich bei vergrößerten Lymphknoten zwischen entzündlichen und neoplastischen Infiltrationen zu differenzieren. Unsere Operationsstatistiken haben ergeben, daß bei einer Lymphknotengröße von 10 mm im Durchmesser in der tiefen und oberflächlichen Zervikalregion in einem hohen Prozentsatz von einem bösartigen Befall ausgegangen werden muß. Bei unserem Patientengut wurden alle untersuchten Lymphknoten (größer als 10 mm) als neoplastisch infiltriert gewertet. Nur 8% der Untersuchungsergebnisse mußten später dann als falsch positiv gewertet werden. Zeichen für pathologische Lymphknoteninfiltrationen in der KST sind eine ringförmige Kontrastmittelaufnahme von Gadolinium-DTPA und zentrale Nekrosen, die bei entzündlich vergrößerten Lymphknoten lediglich im Rahmen von tuberkulösen Infiltrationen und bei Morbus Boeck in gleicher Weise auftreten. Für eine neoplastische Lymphknoteninfiltration spricht weiterhin ein Überschreiten der Kapsel und die Infiltration von Grenzstrukturen. Die Beteiligung von Weichteilstrukturen ist dabei kernspintomographisch besser erfaßbar als in der CT.

5.5 Vaskuläre Krankheitsbilder (Abb. 39–42)

Bereits computertomographisch können pathologische Veränderungen der großen Halsgefäße nach Gabe des jodhaltigen Kontrastmittels in einem hohen Prozentsatz diagnostiziert werden. Die KST bringt jedoch auf Grund des Meßprinzips zwei wesentliche Vorteile. Zum einen zeigen gut durchströmte Gefäße auf Grund des Flow-Phänomens eine minimale bis aufgehobene Signalintensität, zum anderen können Thrombosierungen und Gefäßverschlüsse, auf Grund veränderter Signalintensitätscharakteristika sicher erfaßt werden. Auch die Darstellung in multiplanaren Schichtebenen dient zur Beurteilung der Gefäßbeziehung bei Raumforderungen. Zur Abklärung von Raumforderungen im Bereich der Carotisgabel hat sich die Kombination der KST mit der Übersichts-DSA bewährt. Kernspintomographisch gelingt dabei die exakte Lokalisation der Raumforderung und die Beurteilung des Vaskularisationsgrades. Eine exakte Beurteilung der Blutversorgung von *Tumoren des Glomus caroticum* ist kernspintomographisch nicht möglich. Um die entsprechenden Rand- und Kapselgefäße sicher darzustellen und zur Abklärung möglicher Varianten des Circulus Willisii sollte präoperativ eine arterielle DSA (Übersichtstechnik) durchgeführt werden. Durch die Kombination dieser beiden Untersuchungsverfahren gelingt auch die Abklärung großer Raumforderungen. Durch spezifische Flow-Charakteristika können *arteriell-venöse Fisteln* und *Hämangiome* bezüglich ihrer Ausdehnung und Gefäßversorgung sicher erfaßt werden. Hämangiome zeigen dabei als Charakteristikum eine spezifische T_1- und T_2-Kombination, die so die Primärdiagnose ermöglichen. Bei venösen Fragestellungen spielt die Abklärung einer *Jugularis-Thrombose* eine wesentliche klinische Rolle. Kernspintomographisch gelingt nativ die Darstellung eines Thrombus in der V. jugularis, allerdings ist die Gabe eines Kontrastmittels unbedingt erforderlich. Die computertomographische Diagnostik ist dadurch erschwert, daß die kraniale und kaudale Ausdehnung schwerer erfaßt werden kann. Ebenso kann im CT auf Grund der langsamen Fluß-Phänomene die Thrombose maskiert sein.

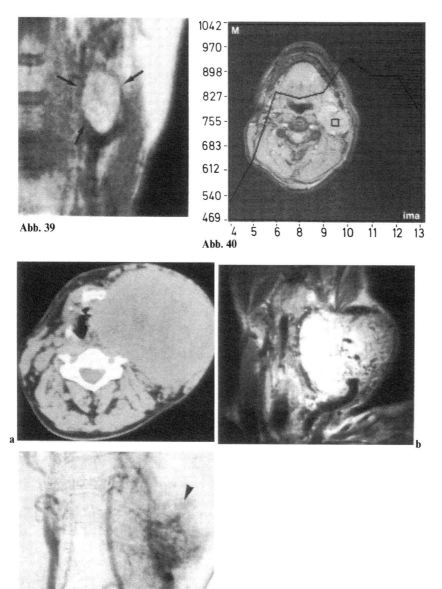

Abb. 39

Abb. 40

Abb. 41a–c

Abb. 39. Glomus caroticum-Tumor links. KST, $T_R/T_E = 1600/23$, SE, nativ. Im Protonendichtebild Nachweis einer Raumforderung in der Karotisbifurkation. Der Verlauf der Carotis communis und die Aufteilung in die Carotis interna sowie externa ist gut dargestellt. Die Raumforderung zeigt eine glatte Randbegrenzung, zentral inhomogene Strukturen und eine mittlere Signalintensität. Der kernspintomographische Befund ist charakteristisch für einen Glomus caroticum-Tumor

Abb. 40. Glomus caroticum-Tumor. KST, $T_R/T_E = 30/12$, Flash Sequenz, nativ. Kernspintomographisch zeigt sich in einer Flash Sequenz (nativ) eine Raumforderung in der Gefäßnervenloge auf der linken Seite. Die darüber positionierte Kurve zeigt den Anstieg der Signalintensität nach Gadoliniumgabe über einen Bereich von 9 min. Danach kommt es zu einem Abfall der Signalintensität, die bedingt ist durch den wash out-Effekt des Kontrastmittels aufgrund der starken Vaskularisation von Glomustumoren

Abb. 41 a–c. Glomus caroticum-Tumor links. Vergleichende Darstellung CT, KST und DSA. **a** CT, transversal, nativ. Computertomographisch zeigt sich eine große Raumforderung auf der linken Seite mit Pelottierung des Pharynx und Larynx, keine sicheren Infiltrationszeichen. **b** KST, $T_R/T_E = 1600/23$, SE, nativ. In frontaler Schichtführung, in einem Protonendichtebild, Darstellung einer großen Raumforderung in der linken Halsregion. Die Arteria carotis communis mündet in diese Raumforderungen, es zeigen sich mehrere signalarme Tumorareale, Gefäßen entsprechend. Der Tumor ist stark vaskularisiert, die Arteria carotis interna nach medial verlagert. **c** Arterielle DSA. Die Carotis interna ist nach medial verlagert, die Hauptteile des Tumors werden durch Äste aus der Bifurkation und dem Externabereich versorgt

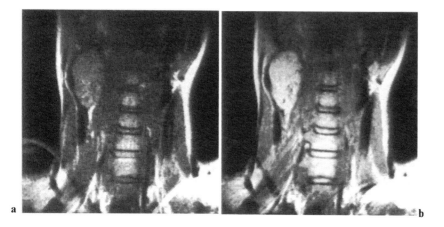

Abb. 42 a, b. Glomus caroticum-Tumor rechts. **a** KST, $T_R/T_E = 500/28$, SE, nativ. Kernspintomographisch zeigt sich in frontaler Schichtführung eine große Raumforderung im Bereich der Karotisbifurkation. Die Arteria carotis externa ist nach lateral verlagert. **b** KST, $T_R/T_E = 500/28$, SE, Gd-DTPA. Nach Applikation des Kontrastmittels, deutlicher Signalintensitätsanstieg. Nachweis von mehreren Gefäßen nahe der Raumforderung, typischer Befund eines Glomus caroticum-Tumors

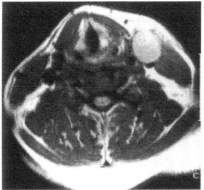
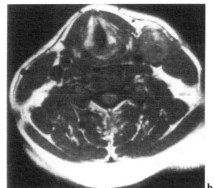
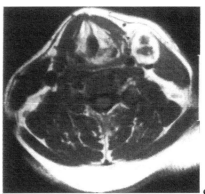

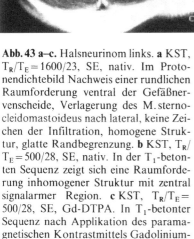

Abb. 43 a–c. Halsneurinom links. **a** KST, $T_R/T_E = 1600/23$, SE, nativ. Im Protonendichtebild Nachweis einer rundlichen Raumforderung ventral der Gefäßnervenscheide, Verlagerung des M. sternocleidomastoideus nach lateral, keine Zeichen der Infiltration, homogene Struktur, glatte Randbegrenzung. **b** KST, $T_R/T_E = 500/28$, SE, nativ. In der T_1-betonten Sequenz zeigt sich eine Raumforderung inhomogener Struktur mit zentral signalarmer Region. **c** KST, $T_R/T_E = 500/28$, SE, Gd-DTPA. In T_1-betonter Sequenz nach Applikation des paramagnetischen Kontrastmittels Gadolinium-DTPA zeigt die Raumforderung peripher eine hohe, zentral eine mittlere Signalintensität. Die verminderte Kontrastmittelaufnahme zentral spricht für eine Nekrose, die oft bei Neurinomen gefunden wird

Abb. 44. Lipom des Halses rechts. KST, $T_R/T_E = 1600/23$, SE, nativ. In einem Protonendichtebild zeigt sich eine Raumforderung hoher Signalintensität in der lateralen Halsregion auf der rechten Seite, die die Binnenmuskulatur nach medial verlagert. Im zentralen Bereich der Raumforderung zeigen sich mehrere lineare Strukturen, Septen entsprechend, keine Infiltrationszeichen, lediglich Verdrängungssymptome. Der Befund ist charakteristisch für ein Lipom

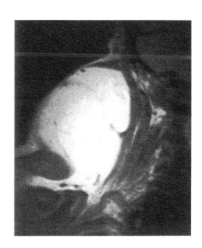

5.6 Gutartige Tumoren (Abb. 43, 44)

Ähnlich den Neurinomen der 7. und 8. Hirnnerven zeigen zervikale Neurinome ähnliche Charakteristika wie die im inneren Gehörgang und Kleinhirnbrückenwinkel gelegenen Akustikusneurinome in der KST. Topographisch müssen dabei die sogenannten Wurzelneurinome, die direkt in der Spinalwurzel nach dem Austritt aus dem Myelon entstehen, von den häufigsten raumfordernden Neurinomen, ausgehend vom Nervus glossopharyngeus und vom Nervus vagus, differenziert werden. Während computertomographisch diese Neurinome von größeren Lymphknoten oder Fibromen erschwert abgegrenzt werden können, zeigen die Neurinome kernspintomographisch ein charakteristisches Bild. Neben der glatten Wandbegrenzung weisen 30–40% der Neurinome zentrale Nekrosen mit ringförmiger Kontrastmittelaufnahme auf. Nach Applikation des Kontrastmittels Gadolinium-DTPA ergibt sich in den T_1- und T_2-Sequenzen nahezu in allen Neurinomen eine hohe Signalintensität. Diese Tumoren sind meistens in der oberen Hals-Etage gelegen und zeichnen sich durch eine Verdrängung von Grenz- und Nachbarstrukturen ohne infiltrativen Charakter aus.

5.7 Zervikogene Raumforderungen

Das umfangreiche Schrifttum zeigt bereits jetzt die enorme Bedeutung der kernspintomographischen Diagnostik bei spinalen, vertebralen und paravertebralen Prozessen. Sämtliche Raumforderungen, die von diesen Strukturen ausgehen, können kernspintomographisch multiplanar und dreidimensional sicher erfaßt werden. Tumoren mit Halsweichteilbeteiligung, z. B. Chondrome zeigen ein relativ charakteristisches Muster an T_1- und T_2-Zeiten und in den meisten Fällen eine starke Kontrastmittelanreicherung in der T_1-betonten Sequenz. Differentialdiagnostisch müssen Raumforderungen wie frontale Diskusprolapse und ventrale Knochenmetastasen in Erwägung gezogen werden.

5.8 Sonstige Raumforderungen

Weitere Tumoren, die gelegentlich in differentialdiagnostische Erwägungen miteinbezogen werden müssen, sind laterale und mediane Halszysten. Sie können
computertomographisch auf Grund ihrer Dichte sicher erfaßt werden. Die KST ermöglicht in der frontalen Schichtorientierung präoperativ eine gute Beurteilung der verschiedenen Lagebeziehungen. Umschriebene Lipome oder ein Fetthals (Madelung) können
präoperativ mit beiden Methoden sicher erfaßt werden. Die Untersuchung von Tumoren der Schilddrüse
ist trotz Einführung der kernspintomographischen
Diagnostik eine Domäne der Sonographie geblieben.
Kernspintomographisch können zwar Zysten, insbesondere Einblutungen sicher erfaßt werden, aber in
der Routinediagnostik ist trotzdem die Sonographie
nicht wegzudenken. Anders gestalten sich die Verhältnisse bei der Diagnostik von Nebenschilddrüsen. Hier
zeigen die Untersuchungen an einem Patientengut von
über 60 pathologischen Prozessen, daß der KST kombiniert mit der Gabe von Gadolinium-DTPA ein hoher diagnostischer Stellenwert zukommt.

Literatur

1. McGinnis BD, Brady FJ, New PFJ (1983) NMR imaging of
   tumors in the posterior fossa. J Computer Assist Tomograph 7:575–584
2. Grodd W, Lenz M, Baumann R, Schroth G (1984) Kernspintomographische Untersuchungen des Gesichtsschädels.
   Röfo 141:517–524
3. Lenz M, König H, Sauter R, Schrader M (1985) Kernspintomographie des Felsenbeins und des Kleinhirnbrückenwinkels. Röfo 143:1–8
4. Lufkin RB, Larsson SG, Hanafee WN (1983) NMR anatomy of the larynx and tongue base. Radiology 148:173–
   175
5. Mees K, Vogl Th, Seiderer M (1984) Kernspintomographie
   in der HNO-Heilkunde. I. Fallbeispiele. Laryngol Rhinol
   Otol 63:485–487
6. Mees K, Vogl Th, Bauer M (1985) Kernspintomographie in
   der HNO-Heilkunde. II. Diagnostische Möglichkeiten. Laryngol Rhinol Otol 64:177–180
7. Mödder U, Steinbrich W, Heindel W (1985) Indikationen
   zur Kernspintomographie bei Tumoren des Gesichtsschädels und Halsbereiches. Digit Bilddiagn 5:55–60
8. Stark DD, Moss AA, Gamsu G (1984) MR-imaging of the
   neck. Radiology 150:447–461
9. Vogl Th, Mees M, Bauer M, Rath M (1984) Kernspintomographie bei zervikalen Lymphknotenschwellungen. Digit
   Bilddiagn 4:132–134
10. Vogl Th, Bauer M, Mees K (1985) MR of the neck. MR'85
    – Internationales Kernspintomographie Symposium, Gar-
    misch-Partenkirchen, Referateband 1985, S 388–390
11. Vogl Th, Mühlig M, Mees K (1985) Kernspintomographi-
    sche Untersuchungen der Schilddrüse und der Nebenschild-
    drüsen. Therapiewoche 12
12. Lissner J, Seiderer M (1987) Klinische Kernspintomogra-
    phie. Enke, Stuttgart

6 Larynx und Hypopharynx

6.1 Untersuchungstechnik

Bei Fragestellungen im Bereich des Larynx und Hypopharynx werden in der Computertomographie, ähnlich den anderen Regionen, eine Schichtdecke von
4 mm und eine Untersuchung in transversaler Schichtorientierung gefordert. Zusätzlich sollte dabei obligat
die intravenöse Applikation eines ionischen oder nicht
ionischen Kontrastmittels erfolgen, um die Gefäße
von Lymphknoten sicher differenzieren zu können.
Zur Beurteilung einer möglichen Invasion des Knorpels muß in der Computertomographie in Einzelfällen
neben dem Weichteilfenster auch das Knochenfenster
eingesetzt werden.

Bei der Kernspintomographie gilt im wesentlichen
die Untersuchungstechnik wie in der Halsregion. Eine
Diagnostik im Bereich des Larynx und Hypopharynx
ist nur durch den Einsatz von Oberflächenspulen, mit
verbessertem Signal- zu Rauschverhältnis möglich.
Unsere Erfahrungen bei bislang über 100 Patienten
mit Raumforderungen in dieser Region haben gezeigt,
daß auch das paramagnetische Kontrastmittel Gadolinium-DTPA bei der Abklärung von Tumoren von
entscheidender Bedeutung ist.

6.2 Normale Anatomie

Bei der Beurteilung der normalen Anatomie des Larynx und Hypopharynx muß beachtet werden, daß
sich die Stimmlippen in T_2-betonten Bildern als symmetrische relativ signalintensive Strukturen darstellen. Die Sinus piriformes dagegen zeigen sich als symmetrische ellipsoide Zonen mit einer Signalintensität
vergleichbar der von Luft. Medial davon liegt der
Kehlkopfeingang, lateral der Schildknorpel, der sich
genau wie der Ringknorpel nur anhand von feinen linearen Strukturen identifizieren läßt. Im Falle einer
starken Verkalkung des Knorpelgerüstes sehen wir
abweichend davon eine niedrigere Signalintensität.
Ein medullärer Fettgehalt im Bereich des Knorpels
zeigt eine entsprechend hohe Signalintensität. Im Falle eines Lufteinschlusses kommt im KST unmittelbar
prävertebral der Ösophagus als ringförmige Struktur
zur Darstellung. Der Verlauf des Ösophagus läßt sich
dabei insbesondere auch in sagittaler Schichtorientierung gut verfolgen.

6.3 Bösartige Tumoren des Larynx (Abb. 45–47)

Die Überschreitung des Larynxskeletts und die Infiltration in Schilddrüse und Gefäßloge können mit bild-

Abb. 45 a–d. Chondrom des Larynx.
a KST, $T_R/T_E = 1600/28$, SE, nativ. Im
Protonendichtebild Nachweis einer
Raumforderung, die mehr als die Hälfte
des Tracheallumens im Larynxbereich
verlegt. Der Tumor wächst paralaryngeal und verdrängt die Weichteile nach
rechts. **b** KST, $T_R/T_E = 1600/90$, SE, nativ. Im T_2-betonten Bild zeigt die Raumforderung eine höhere Signalintensität
im Vergleich zu den umgebenden Larynxstrukturen. Der Befund ist charakteristisch für ein Chondrom. **c** KST, $T_R/$
$T_E = 500/28$, SE, frontal, nativ. In frontaler Schichtführung exakte topographische Zuordnung der Raumforderung im
Bereich der Subglottis und Glottis, bei
deutlicher Verlegung des subglottischenund Trachealraumes. Glatte Konturen
ohne sichere Infiltrationszeichen. **d** Im
T_2-betontem Bild zeigt sich die erhöhte
Signalintensität des Tumors im Vergleich
zu den umgebenden Strukturen

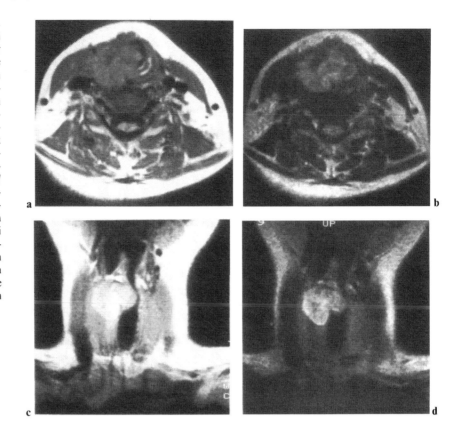

Abb. 46 a, b. Supraglottisches Larynxkarzinom. **a** KST, $T_R/T_E = 500/28$, SE, nativ, sagittal. In der nativen Kernspintomographie Nachweis einer Raumforderung in sagittaler Schichtführung die den
glottischen und supraglottischen Raum
ausfüllt und die Epiglottis nach kaudal
verlagert. **b** KST, $T_R/T_E = 500/28$, SE,
Gd-DTPA. Nach Applikation des Kontrastmittels gelingt die exakte Abgrenzung der kontrastmittelaufnehmenden
Raumforderung in der Supraglottis

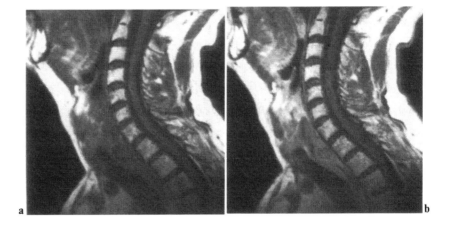

gebenden Verfahren sichtbar gemacht werden. Bislang stand hierzu die Computertomographie zur Verfügung. Als vorteilhafter hat sich die Kernspintomographie erwiesen. Larynxkarzinome zeigen charakteristischerweise eine erhöhte T_2-Zeit bei erniedrigter
T_1-Zeit. Sie können auf diese Weise nicht nur gut von
den benachbarten Weichteilstrukturen des Halses abgegrenzt werden, auch von entzündlichen und granulomatösen Schleimhautveränderungen im Bereich des
Larynx ist eine Abgrenzung möglich. Dieser Gesichtspunkt gewinnt vor allem Bedeutung, wenn bei kleine

ren Tumoren nach Vorbehandlung eine exakte räumliche Erfassung mit endoskopischen Methoden nicht
möglich ist oder aber auch bei Patienten, bei denen aus
anatomischen Gründen eine endoskopische Diagnostik nur eingeschränkt möglich ist. Ferner ist die kernspintomographische Abklärung auch dann vorteilhaft, wenn bei supraglottischen Karzinomen die kranio-kaudalen Tumorgrenzen mit endoskopischen
Möglichkeiten (submuköses Wachstum) nicht sicher
erfaßt werden können. Granulomatöse Schleimhautprozesse, z. B. Intubationsgranulome, zeigen eine ge

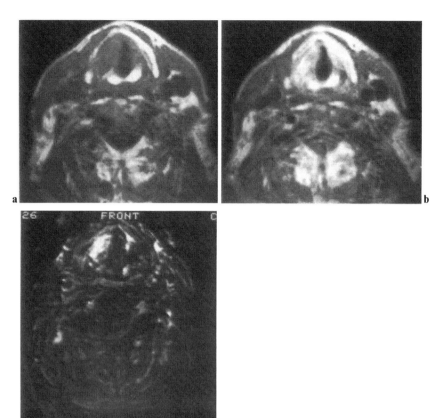

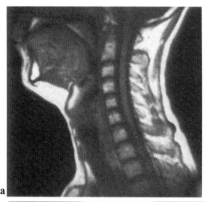

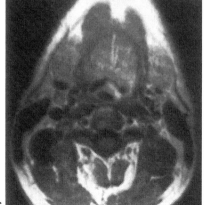

Abb. 47 a–c. Glottisches Larynxkarzinom (T$_2$). **a** KST, T$_R$/T$_E$ = 500,28, SE, nativ. In transversaler Schichtführung zeigt sich nativ eine Raumforderung in der rechten Stimmlippe mit deutlicher Asymmetrie, die Aryknorpel sind regelrecht, die vordere Kommissur ist nicht beteiligt. **b** KST, T$_R$/T$_E$ = 500/28, SE, Gd-DTPA. Nach Kontrastmittelgabe deutliche Kontrastmittelaufnahme in der rechten Stimmlippe, ebenso in der linken Stimmlippe. Dies ergibt die Indikation zur Durchführung einer Subtraktionsaufnahme. **c** KST, T$_R$/T$_E$ = 500/28, Substraktion Kontrastmittelbild – Nativbild. In Subtrationstechnik zeigt sich nun an der rechten Stimmlippe ein Tumor mit massiver Kontrastmittelaufnahme

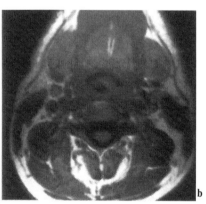

Abb. 48 a–c. Hypopharynxkarzinom. **a** KST, T$_R$/T$_E$ = 500/28, SE, nativ, sagittal. In sagittaler Schichtführung Nachweis einer Infiltration der kaudalen Epiglottis mit einer hypodensen Raumforderung, ebenso Tumorwachstum entlang des Zungengrundes gering nach kranial reichend. **b** KST, T$_R$/T$_E$ = 500/28, SE, nativ. In transversaler Schichtorientierung signalarme Tumordarstellung entlang des lateralen Zungengrundes links sowie der Vallekula und der Vorderfläche der Epiglottis. **c** KST, T$_R$/T$_E$ = 500/28, SE, Gd-DTPA. Nach Applikation des Kontrastmittels zeigt die Raumforderung im Bereich der Epiglottisvorderfläche und der Vallekula links ein deutliches Enhancement. Bestätigung der Pharynxinfiltration

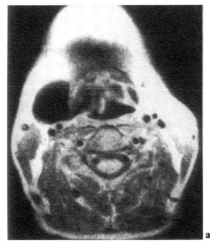 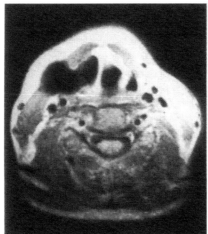 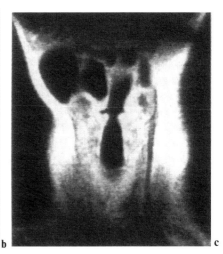

Abb. 49 a–c. Laryngozele. **a, b** KST, $T_R/T_E = 1600/28$ transversal. Darstellung einer äußeren Laryngozele mit Verbindung zum Sinus Morgagni rechts. Die lufthaltige Laryngozele zeigt eine signalarme Binnenstruktur. **c** KST, $T_R/T_E = 1600/28$, frontal. Kranio-kaudale Ausdehnung.

Abb. 50. Larynxfraktur. CT, axial. Fraktur des Ringknorpels in der Medianlinie. (Aus Frey et al. 1988)

ringfügig reduzierte T_2-Zeit. Weitere diagnostische Vorzüge ergeben sich aus der Möglichkeit der koronaren Schichtung, wobei eine gute Abgrenzung von Schleimhaut und Muskulatur möglich ist. Auch die Rezidivdiagnostik nach Larynxteilresektionen kann, wenn diese mit endoskopischen Möglichkeiten nur unzureichend möglich ist, kernspintomographisch ergänzt werden.

6.4 Bösartige Tumoren des Hypopharynx (Abb. 48)

Bei Hypopharynxkarzinomen ist insbesondere die kernspintomographische Rezidivdiagnostik von Bedeutung, da die Hypopharynxregionen endoskopisch nur in Intubationsnarkose ausreichend sicher beurteilbar sind. Verlaufskontrollen mit der Kernspintomographie stellen hier eine sinnvolle Alternative dar. Die ersten Ergebnisse an mehreren Patienten, die in dreimonatigem Abstand kontrolliert wurden, belegen, daß es mit der Kernspintomographie möglich ist, bereits frühzeitig ein Tumorrezidiv nachzuweisen.

6.5 Laryngozelen (Abb. 49)

Während äußere Laryngozelen in der Regel mit Übersichtsaufnahmen oft ausreichend sicher diagnostiziert werden können, ist für die genaue Abklärung von inneren Laryngozelen häufig ein tomographisches Verfahren erforderlich. Wir geben dem computertomographischen Verfahren heute den Vorzug, da die Weichteile besser differenziert werden und die Zele plastischer dargestellt werden kann.

6.6 Frakturen des Larynxskeletts (Abb. 50)

Zur Abklärung von Frakturen des Larynxskeletts und der intra- und extralaryngealen Hämatome und Ödeme ist die Computertomographie das beste Verfahren.

Mit der axialen Computertomographie können folgende Veränderungen gut erfaßt werden:

Supraglottis
– Frakturen und Dislokationen des Zungenbeins

- Lokale Hämatome und Ödeme der aryepiglottischen Falten, der Epiglottis und der Taschenfalten
- Hämatome und Ödeme des Sinus piriformis

Glottis
- Frakturen und Dislokationen des Schildknorpels
- lokale Hämatome und Ödeme der Stimmlippen und des Sinus Morgagni
- Glottisstenosen
- Fehlstellungen der Stimmlippen
- Luxation der Aryknorpel

Subglottis
- Frakturen des Ringknorpels, Hämatome und Ödeme (Subglottis, obere Trachea, Ösophaguseingang)
- Asymmetrien, Verlagerungen, Stenosen

Literatur

1. McGinnis BD, Brady FJ, New PFJ (1983) NMR imaging of tumors in the posterior fossa. J Comput Assist Tomogr 7:575–584
2. Grodd W, Lenz M, Baumann R, Schroth G (1984) Kernspintomographische Untersuchungen des Gesichtsschädels. Röfo 141:517–524
3. Lenz M, König H, Sauter R, Schrader M (1985) Kernspintomographie des Felsenbeins und des Kleinhirnbrückenwinkels. Röfo 143:1–8
4. Lufkin RB, Larsson SG, Hanafee WN (1983) NMR anatomy of the larynx and tongue base. Radiology 148:173–175
5. Mees K, Vogl Th, Seiderer M (1984) Kernspintomographie in der HNO-Heilkunde. I. Fallbeispiele. Laryngol Rhinol Otol 63:485–487
6. Mees K, Vogl Th, Bauer M (1985) Kernspintomographie in der HNO-Heilkunde. II. Diagnostische Möglichkeiten. Laryngol Rhinol Otol 64:177–180
7. Mödder U, Steinbrich W, Heindel W (1985) Indikationen zur Kernspintomographie bei Tumoren des Gesichtsschädels und Halsbereiches. Digit Bilddiagn 5:55–60
8. Stark DD, Moss AA, Gamsu G (1984) MR-imaging of the neck. Radiology 150:447–461
9. Vogl Th, Mees K, Bauer M, Rath M (1984) Kernspintomographie bei zervikalen Lymphknotenschwellungen. Digit Bilddiagn 4:132–134
10. Vogl Th, Bauer M, Mees K (1985) MR of the neck. MR'85 – Internationales Kernspintomographie Symposium, Garmisch-Partenkirchen, Referateband 1985, S 388–390
11. Vogl Th, Mühlig M, Mees K (1985) Kernspintomographische Untersuchungen der Schilddrüse und der Nebenschilddrüsen. Therapiewoche 12
12. Frey K-W, Mees K, Vogl Th (1988) Radiologische Unfalldiagnostik in der Hals-Nasen-Ohren-Heilkunde. Thieme, Stuttgart

Gegenwärtige Indikationen

1 Computertomographie

Im Gegensatz zur konventionellen Röntgendiagnostik, die auf Grund ihres bildgebenden Prinzips im wesentlichen nur eine Darstellung von Knochenstrukturen ermöglichte, kann mit der Computertomographie neben der Knochendiagnostik auch eine Weichteildiagnostik durchgeführt werden, demgemäß wird dieses bildgebende Verfahren in der Kopf- und Halsdiagnostik vornehmlich eingesetzt bei der Abklärung von:
- gutartigen und bösartigen Raumforderungen
- entzündlichen Komplikationen und Folgezuständen
- traumatologischen Notfällen (Weichteilverletzungen)
- kongenitalen und erworbenen Anomalien
- generalisierten Osteopathien mit Manifestationen im Gesichtsschädelskelett

1.1 Gutartige und bösartige Raumforderungen

Mit der Computertomographie kann die räumliche Ausdehnung von Tumoren sicher erfaßt und es können die Nachbarschaftsbeziehungen gut dargestellt werden, so daß mit dieser zusätzlichen Information in der Regel Art und Umfang einer Therapie frühzeitig und genau festgelegt werden kann.

Unsere Indikationen für den Einsatz der Computertomographie bei den Tumoren des Gesichtsschädels und des Halses sind in der nachfolgenden Übersicht aufgeführt.

Nasopharynxtumoren:
1. Destruktion der Keilbeinhöhlenwände und der Sella
2. Endokranielles Wachstum
3. Infiltration des Retromaxillarraumes
4. Einbruch durch das Foramen sphenopalatinum in die Nasenhaupthöhle und Ausweitung der Fossa pterygopalatina (juveniles Nasenrachenfibrom)
5. Infiltration und Ummauerung der Gefäßscheide
6. Destruktion des Foramen jugulare und des Felsenbeines
7. Infiltration des Os occipitale, des Atlas, des Axis und weiterer Halswirbelkörper.

Mundhöhlen- und Oropharynxtumoren:
1. Überschreiten der Mittellinie
2. Infiltration des Parapharyngealraumes und der Gefäßloge
3. Infiltration der Kaumuskulatur, des Unterkiefers und des Kiefergelenkes

4. Einbruch in Nase, Nasennebenhöhlen, Orbita und Endokranium (Gaumen-Oberkiefer-Tumoren)

Kopfspeicheldrüsentumoren:
1. Infiltration des Retromandibularraumes, der Kaumuskulatur und des Unterkiefers
2. Infiltration der Schädelbasis
3. Einbruch in den Parapharyngealraum
4. Infiltration der Gefäßloge

Nasennebenhöhlen- und Gesichtsschädeltumoren:
1. Infiltration der Wangenweichteile
2. Einbruch in die Nasenhaupthöhle und Infiltration des Gaumen
3. Retromaxilläre und infratemporale Progression
4. Endokranielles Wachstum
5. Einbruch in die Orbita
6. Einbruch in den Parapharyngealraum
7. Infiltration der Gefäßloge

Halstumoren:
Bei Lymphknotentumoren (Metastasen und malignen Lymphomen) sowie bei vaskulären und den selteneren neurogenen Tumoren können die Nachbarschaftsbeziehungen zu:

- Trachea
- Ösophagus
- HWS
- Gefäßscheide
- Pleura und
- Schädelbasis

gut dargestellt werden.

Larynx- und Hypopharynxtumoren:
1. Überschreiten des Larynxskeletts
2. Infiltration der Schilddrüse
3. Infiltration des zervikalen und oberen thorakalen Ösophagus
4. Einbruch in das Mediastinum
5. Überschreiten der prävertebralen Faszie
6. Infiltration der Halswirbelsäule

1.2 Entzündliche Komplikationen und Folgezustände

Sinugene endokranielle Komplikationen:
- Epiduralabszeß
- Frontalhirnabszeß
- Meningitis
- Sinus cavernosus Thrombose

Sinugene orbitale Komplikationen:
- Orbitale Periostitis
- Subperiostaler orbitaler Abszeß
- Orbitalphlegmone

Stirnbein- und Oberkieferosteomyelitis (sinugen, odontogen)

Oropharyngeale (tonsillogene, odontogene, otogene, glanduläre) und zervikale (abszedierende Lymphadenitis, Thyreoiditis, Ösophagusverletzungen, tuberkulöse Spondylitis)
Abszesse:
- retromaxillär und infratemporal
- peri-, sub- und retromandibulär
- parapharyngeal
- retropharyngeal
- paraösophageal
- prävertebral

Mukozelen und Pyozelen

1.3 Traumatologische Notfälle

Die Computertomographie stellt inzwischen auch bei pathologischen Skelettveränderungen und Frakturen eine gute Alternative zur konventionellen Tomographie dar. Als großer Vorteil hat sich erwiesen, daß bei schädelhirntraumatisierten Patienten gleichzeitig mit der Knochendiagnostik auch eine Weichteildiagnostik durchgeführt werden kann, so daß lebensbedrohliche endokranielle Verletzungen und/oder das Sehvermögen bedrohende orbitale Verletzungen gut erkannt werden können:
- Hirnödem
- endokranielle Hämatome (epi-, subdural, intrazerebral)
- Hirnkontusion
- Pneumenzephalon
- Liquorrhoe (Dichtemessung!)
- Hirnprolaps bei offener Hirnverletzung in Stirnhöhle, Siebbein- und/oder Keilbeinhöhle
- Retrobulbäres Hämatom
- Intra- und periorbitale Fremdkörper (z. B. Sekuritglas)
- Traumatische Bulbusläsionen: Intrabulbäres Hämatom, Bulbushypotonie, Bulbusdeviation, Netzhautablösung

1.4 Kongenitale und erworbene Anomalien

Das Ausmaß knöcherner- und Weichgewebs-Anomalien kann detailliert dargestellt werden:
- Meningoenzephalozelen
- Choanalatresie
- Laryngozelen
- oro- und kraniofaziale Fehlbildungen
- Hemiatrophia und Hemihypertrophia faciei

1.5 Generalisierte Osteopathien mit Manifestationen im Gesichtsschädelskelett

Die monostotischen oder polyostotischen Veränderungen an Schädelbasis, Kalotte, Stirnbein, Ober- und Unterkiefer können auch im Computertomogramm übersichtlich dargestellt und zusätzlich die Verdrängungen der Nachbargewebe gut sichtbar gemacht werden:

- Fibröse Dysplasie
- Morbus Paget
- Morbus Recklinghausen
  (Hyperparathyreoidismus)
- Osteopetrosis Albers-Schönberg
- Idiopatische Hyperostosen

Die Computertomographie ist in der Lage, pathologische Weichteilveränderungen, gegebenenfalls nach zusätzlicher intravenöser Kontrastmittelverstärkung gut darzustellen. Mit örtlichen Dichtemessungen können grobe Rückschlüsse auf die gewebliche Differenzierung gezogen werden. Trotz dieser Möglichkeiten ist die Weichteildifferenzierung oft nicht befriedigend. Tumorgrenzen können zudem nicht immer korrekt festgelegt werden; ein perifokales Ödem kann unter Umständen den Tumor größer erscheinen lassen als er tatsächlich ist, ebenso Auflösungsartefakte im Übergangsbereich Knochen-Weichteile (z. B. Akustikusneurinom).

Streustrahlen an metallischen Zahnimplantaten beeinträchtigen häufig die Beurteilung von Raumforderungen der unteren Gesichtsschädeletage und der großen Kopfspeicheldrüsen. Im Halsbereich kann nur in der axialen Ebene abgebildet werden, die Schichtung in der frontalen Ebene ist nur bei starker Reklination des Kopfes möglich. Dies ist bei frisch traumatisierten Patienten, insbesondere bei manifesten oder fraglichen HWS-Schädigungen technisch nicht immer möglich.

2 Kernspintomographie

2.1 Relative Indikationen

Die Kernspintomographie kann alle Weichteilveränderungen hinsichtlich der Ausdehnung und der Beziehung zu den Nachbarstrukturen exakt darstellen, perifokale Ödeme und angrenzende Weichgewebe können klarer als bei der CT abgegrenzt werden. Die Darstellung pathologischer Gewebeveränderungen kann im Kopf- und im Halsbereich in drei Ebenen durchgeführt werden, ohne daß eine Umlagerung des Patienten erforderlich ist. Entzündliche Raumforderungen lassen sich von soliden Tumoren auf Grund einer unterschiedlichen Signalgebung unterscheiden. Als *relative Indikationen* gelten für die KST die gleichen Einsatzbereiche, wie sie auch für die CT gegenwärtig Gültigkeit haben. Ein routinemäßiger Einsatz wie bei der CT ist jedoch aus ökonomischen Gründen gegenwärtig nicht vertretbar.

2.2 Absolute Indikationen

Neben der Diagnostik der Tumoren des inneren Gehörganges und des Kleinhirnbrückenwinkels (Akustikusneurinome!) stellen folgende Tumoren gegenwärtig eine *absolute Indikation* für die kernspintomographische Diagnostik dar:

- Zungengrundtumoren
- Primäre und sekundäre Nasopharynxtumoren
- Supraglottische Larynxkarzinome
- Vaskuläre Tumoren
- Klärung der kranio-kaudalen Ausdehnung von Kopf- und Halstumoren mit frontalen und sagittalen Schichtebenen (Schädelbasis-, Pleurabeziehung)
- Verlaufskontrollen nach Radiotherapie oder Chemo-Radiotherapie
- Prähistologische Gewebedifferenzierung bei seltenen oder versteckten Tumorlokalisationen
- Abgrenzung von Residualtumoren bzw. Rezidiven von Narbengewebe nach intravenöser Kontrastmittelverstärkung (Gadolinium-DTPA)
- Primärtumorsuche im Kopf- und Halsbereich bei okkulter Lokalisation (mit KM)

Archives of   Suppl. 1989/I
Oto-Rhino-Laryngology
© Springer-Verlag 1989

Computertomographie und Kernspintomographie und digitale Subtraktionsangiographie des Felsenbeins und seiner Umgebung

A. Valavanis

Universitätsspital Zürich, Departement Medizinische Radiologie, Abteilung für Neuroradiologie
(Leiter: Prof. Dr. A. Valavanis), Rämistraße 100, CH-8091 Zürich

Inhaltsverzeichnis

Einleitung

Für die neuroradiologische Untersuchung des Felsenbeins, des Kleinhirnbrückenwinkels und der Schädelbasis stehen heute die hochauflösende Computertomographie (HACT), die Hochfeld-Kernspintomographie (HFKST) sowie die intraarterielle digitale Subtraktionsangiographie (IADSA) zur Verfügung. Im jetzigen Zeitpunkt des technologischen Entwicklungsstandes ist das Auflösungsvermögen der HACT, was die Darstellung von feinen ossären Strukturen betrifft, demjenigen der HFKST überlegen. Umgekehrt ist das Auflösungsvermögen der HFKST, was die Darstellung von Weichteilstrukturen, von Gefäßen kleineren Kalibers, von intravasalen Fluß-Phänomenen sowie des zisternalen Verlaufes von Hirnnerven betrifft, demjenigen der HACT überlegen. Aus diesen Gegebenheiten leiten sich die Indikationen für die Anwendung der HACT und der HFKST bei der Abklärung von Läsionen des Felsenbeins, des Kleinhirnbrückenwinkels und der Schädelbasis ab. Demnach stellt die HACT nach wie vor die Methode der Wahl dar für die radiologische Untersuchung des Mittelohres und des Labyrinthes, während die HFKST die Methode der Wahl für die radiologische Untersuchung des inneren Gehörganges und des Kleinhirnbrückenwinkels darstellt. Bei der Untersuchung von Läsionen des Foramen jugulare, der benachbarten Schädelbasis, des Clivus und der Pyramidenspitze kommt, im gegenwär-

tigen Zeitpunkt, beiden Methoden eine komplementäre Rolle zu, indem für die Erfassung der extrakraniellen Komponente der Läsion und ihrer Beziehung zu
chirurgisch wichtigen ossären Strukturen (z. B. Canalis caroticus, Canalis n. hypoglossi, etc.) die HACT,
während für die präzise Darstellung des extra- und intraduralen intrakraniellen Anteiles der Läsion und ihrer Beziehung zum Gehirn und zu wichtigen Gefäß-
strukturen (z. B. A. cerebellaris anterior inferior, Sinus
cavernosus, venöse Blutleiter) die HFKST zur Anwendung kommt.

Eine essentielle Ergänzung der nicht-invasiven
bildgebenden Abklärung stellt für stark vaskularisierte Prozesse sowie für vaskuläre Läsionen im Bereiche
des Felsenbeins, Kleinhirnbrückenwinkels und der
Schädelbasis die IADSA dar [27 b]. Dagegen hat sich
die intravenöse DSA (IVDSA) für die Abklärung von
vaskulären Prozessen des Felsenbeins nicht bewährt.
Der Grund dafür liegt in der gleichzeitigen Darstellung aller Kopf-/Halsgefäße, in der hohen Anfälligkeit
der Methode für bewegungsinduzierte Artefakte und
in ihrer Unzulänglichkeit in der topographisch vaskulären Analyse von pathologischen Prozessen. Die
IADSA weist erhebliche Vorteile gegenüber der konventionellen Blattfilmangiographie auf. Diese sind
hauptsächlich

1. die höhere Kontrastauflösung der IADSA, welche
   ca. 1% beträgt,
2. die höhere Bildsequenz, welche 25–50 Bilder pro
   Sek beträgt und
3. die Möglichkeit der sofortigen Wiedergabe der
   Subtraktionsaufnahmen durch digitale Bildverar-
   beitung.

Die hohe Kontrastauflösung der IADSA ermöglicht es, kleinkalibrige Arterien von weniger als 1 mm
Durchmesser, welche eine Läsion versorgen, oder mit
anderen Gefäßen anastomosieren, zu identifizieren.
Darüber hinaus ermöglicht die Methode die kontrast-
reiche Darstellung von Läsionen, welche erst in der
kapillären oder venösen Phase angiographisch in Erscheinung treten, wie z. B. Meningeome der Schädelbasis. Ein weiterer Vorteil der hohen Kontrastauflösung ist die präzise Erfassung der venösen Drainage-
wege von verschiedenen Tumoren und Gefäßmißbildungen der Schädelbasis und deren hämodynamische
Veränderungen während der Embolisation. Dank der
erwähnten hohen Kontrastauflösung können auch
kleinere Mengen und niedrigere Konzentrationen von
Kontrastmittel während der Angiographie und während der Embolisation verwendet werden. Die hohe
Bildsequenz erlaubt eine präzise Erfassung des morphologischen Aufbaus und vor allem der komplexen
hämodynamischen und angioarchitektonischen Verhältnisse von vaskulären Läsionen sowie stark vasku-
larisierten Tumoren. Als wesentlicher Vorteil hat sich

die sofortige Wiedergabe von hochqualitativen Subtraktionsaufnahmen herausgestellt. Diese ermöglicht
die vollständige Aufhebung von störenden knöchernen Strukturen bei angiographischen Untersuchungen der Schädelbasis und bei Embolisationen in diesem Bereich. Die IADSA zeichnet sich jedoch durch
eine geringere geometrische Auflösung gegenüber der
konventionellen Blattfilmangiographie aus. Ange-
sichts der hohen Kontrastauflösung und der Empfindlichkeit der Methode für den Nachweis auch kleinster
Gefäße fällt jedoch dieser Nachteil nicht ins Gewicht.
Mit der IADSA konnte vor allem bei Embolisationen
größerer Schädelbasistumoren eine erhebliche Verkürzung der Zeitdauer des Eingriffs, eine Reduktion
der Belastung des Patienten und eine Erhöhung der Si-
cherheitsbedingungen während dieser Eingriffe erreicht werden. Die Einführung von hochflexiblen und
steuerbaren Mikrokathetern ermöglicht heute eine superselektive Kathetisierung des gesamten Gefäßterri-
toriums der Schädelbasis und in Zusammenhang mit
der IADSA nicht nur eine präzise angioarchitektonische und hämodynamische Analyse von Läsionen,
sondern auch deren präoperative Embolisation.

Das Mittelohr

1 Allgemeines

Die radiologische Methode der Wahl für die Untersuchung des Mittelohres ist wegen ihres hohen, der
HFKST überlegenen, räumlichen Auflösungsvermögens die HACT. Weil die überwiegende Mehrzahl der
vielfältigen Läsionen des Mittelohres otoskopisch erfaßt werden kann, kommt der HACT primär nicht die
Rolle der artdiagnostischen Zuordnung sondern dieje-
nige der topographischen Evaluation einer klinisch-
anamnestisch und otoskopisch nachgewiesenen Läsion zu. Zu diesen Läsionen gehören die chronische Otitis media, das Cholesterolgranulom, das Cholesteatom, das Karzinom des äußeren Gehörganges und des
Mittelohres, die maligne Otitis externa, das tympanale
Neurinom des N. facialis, das traumatische frakturbe-
dingte Hämatotympanon sowie die Mißbildungen des
äußeren Gehörganges und des Mittelohres. Artdiagnostische Grenzen sind der Otoskopie beim Vorliegen von vaskulären Mittelohrläsionen gesetzt. Hier
kommt der HACT primär die Rolle der präzisen artdiagnostischen Erfassung zu, wodurch unnötige und
auch gefährliche Biopsien vermieden werden können.
Zu diesen Läsionen gehören der Glomus tympanicum-Tumor, die sog. Karotisektopie, der hochstehen-
de Bulbus der V. jugularis und das seltene Hämangiom des Mittelohres.

2 Untersuchungstechnik

Die kleinen Dimensionen der tympanalen Strukturen und ihre teilweise komplexe räumliche Anordnung machen die Anwendung einer subtilen Untersuchungstechnik erforderlich. Je nach Gerätetyp werden 1 oder 1,5 mm dünne, kontinuierliche Schnitte oder 2 mm dünne, sich jeden mm überlappende Schnitte angefertigt. In der Regel muß sowohl eine axiale als auch eine koronare Schnittbildserie durchgeführt werden. Die axiale Schnittebene wird parallel zur Orbitomeatallinie und die koronare senkrecht zur Deutschen Horizontale angelegt. Die axiale Schnittbildserie kann auch parallel zur Infraorbitomeatallinie (Deutsche Horizontale) durchgeführt werden [24], was jedoch den Nachteil hat, daß die Mehrzahl der Schnitte durch die Linse verläuft. Um eine unnötige Strahlenbelastung der Linse zu vermeiden, empfiehlt es sich deswegen, die axiale Schnittbildserie parallel zur Orbitomeatallinie durchzuführen. Die axiale Schnittbildserie muß vom Foramen jugulare kaudal bis einschließlich des Tegmen tympani kranial reichen. Die koronare Schnittbildserie muß von anterior nach posterior den Raum zwischen Vorderrand des Os temporale und Mastoid einschließen. Je nach Gerätetyp werden die koronaren Schnitte entweder in Bauchlage oder in Rückenlage des Patienten mit stark nach hinten hyperextendiertem Kopf durchgeführt. Da es sich dabei um eine relativ unangenehme Körperhaltung handelt, die rasch zur Ermüdung und damit zu bewegungsbedingten Bildartefakten führen kann, empfiehlt es sich, den Untersuchungsvorgang mit der koronaren Schnittbildserie zu beginnen, was meistens die Kooperationsbereitschaft des Patienten gewährleistet. Obwohl die sagittale Ebene für die Wiedergabe der topographischen Anatomie des Mittelohres sehr geeignet ist, stößt hier die computertomographische Untersuchungstechnik auf erhebliche Schwierigkeiten. Die Anfertigung direkter sagittaler Schnitte ist zwar möglich, setzt aber spezielle und teils noch experimentelle apparative Einrichtungen voraus, was ihre routinemäßige, klinische Anwendung erheblich einschränkt [19]. Aus konsekutiven, dünnen, sich überlappenden axialen Schnitten können sekundär durch den Computer sagittale Schnitte errechnet und bildlich dargestellt werden. Diese sagittalen Rekonstruktionen weisen jedoch einen, im Vergleich zu direkt angefertigten Schnitten, signifikanten Verlust an räumlichem Auflösungsvermögen auf. Für spezielle Fragestellungen, z. B. nach der Beziehung einer Mittelohrmasse zum mastoidalen Segment des Canalis n. facialis, ist jedoch deren Durchführung angezeigt. Jedes während des Untersuchungsvorganges erhaltene Bild muß mit dem speziellen hochauflösenden Programm bearbeitet und mit einer hohen Fensterbreite von ca. 2 000 HE abge-

bildet werden. Bei der Abklärung von Tumoren und vaskulären Läsionen des Mittelohres ist die Durchführung der Untersuchung nach intravenöser Applikation eines jodhaltigen Kontrastmittels unerläßlich.

3 Normale Anatomie

Das Mittelohr wird in verschiedene anatomische Kompartimente unterteilt, wovon jedes bestimmte anatomische Strukturen enthält und besondere topographische Beziehungen zu seiner Umgebung aufweist [30 b]. In der axialen Ebene unterteilen zwei Linien, die eine Fortsetzung der Vorderwand und Hinterwand des äußeren Gehörgangs nach medial darstellen, das Mittelohr in drei Kompartimente, nämlich von vorne nach hinten in das Protympanon, das Mesotympanon und das hintere Tympanon. In der koronaren Ebene unterteilen zwei Linien, welche eine Fortsetzung des Daches und Bodens des äußeren Gehörgangs nach medial darstellen, das Mittelohr in drei Kompartimente, nämlich von kranial nach kaudal in das Epitympanon, das Mesotympanon und das Hypotympanon [24].

Axiale Schnitte durch das Epitympanon verlaufen durch den epitympanalen Raum, den Aditus ad antrum und das Antrum mastoideum. Die ossäre Kontur dieser drei Strukturen weist typischerweise die Form einer acht auf (Abb. 1). Normalerweise sind diese drei Räume lufthaltig und erscheinen homogen hypodens. Im epitympanalen Raum liegen zentral der kugelig konfigurierte Malleuskopf vorne und der konisch konfigurierte Incuskörper hinten. Zwischen Malleuskopf und Incuskörper ist das Incudomalleolargelenk als schmale bandförmige Hypodensität zu erkennen. Im Normalfall weisen Malleus und Incus zu den Wänden des Epitympanons und in allen Richtungen die gleiche Distanz auf. Der lateralen Kontur von Epitympanon, Aditus ad antrum und Antrum mastoideum sowie der Hinterwand und medialen Wand des Antrum mastoideum grenzen die Pneumatisationszellen des Mastoids an. Die mediale Kontur des Aditus ad antrum wird durch den lateralen Bogengang und die mediale Begrenzung des Epitympanons durch das Ganglion geniculi gebildet. Der Vorderwand des Epitympanons grenzt der Temporallappen mit der ihn umgebenden Dura an. Das Dach des Epitympanons, das Tegmen tympani, ist nur auf koronaren Schichten zu erkennen.

Axiale Schnitte durch das obere Mesotympanon zeigen in den lateralen Abschnitten des Mittelohrraumes den Malleushals vorne und den langen Fortsatz des Incus hinten, als umschriebene runde knochendichte Hyperdensitäten. Die mediale Begrenzung wird vorne durch die Cochlea und hinten durch das ovale

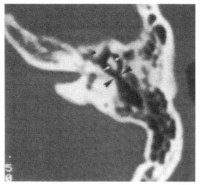

Abb. 1

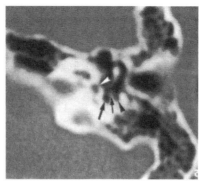

Abb. 2

Abb. 1. Axialer hochauflösender Schnitt durch das Epitympanon. Epitympanon, Aditus ad antrum (zwischen den *Pfeilköpfen*) und Antrum mastoideum bilden eine Achterform. Malleus und Incus liegen zentral im Epitympanon. Das Incudomalleolargelenk ist als diskrete bandförmige Hypodensität (zwischen den *weißen Pfeilen*) zu erkennen. Der kleine Pfeilkopf bezeichnet das Ganglion geniculi

Abb. 2. Axialer hochauflösender computertomographischer Schnitt durch das Mesotympanon. Der *weiße Pfeilkopf* bezeichnet das Foramen ovale. Im hinteren Tympanon sind von lateral nach medial zu erkennen der Recessus facialis *(schwarzer Pfeilkopf)*, die Eminentia pyramidalis *(dünner Pfeil)* sowie der Sinus tympani *(dicker Pfeil)*

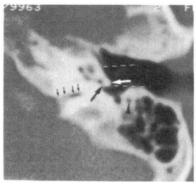

Abb. 3

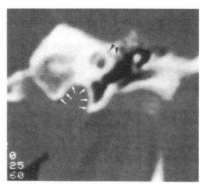

Abb. 4

Abb. 3. Axialer hochauflösender computertomographischer Schnitt durch den unteren mesotympanalen Raum. Die gestrichelten *weißen Linien* unterteilen das Mittelohr von vorne nach hinten in Protympanon, Mesotympanon und hinteres Tympanon. Der *weiße Pfeil* bezeichnet das Promontorium cochleae. Der große *schwarze Pfeil* bezeichnet das Foramen rotundum. Der *Pfeilkopf* bezeichnet das mastoidale Segment des Canalis nervi facialis. Die *kleinen Pfeile* bezeichnen den Aquaeductus cochleae

Abb. 4. Koronarer hochauflösender Schnitt, durch die Cochlea verlaufend. Im Mittelohr ist Epi, Meso- und Hypotympanon zu erkennen. Zentral im Epitympanon ist der Malleuskopf zu erkennen. Superolateral der Cochlea liegt das Ganglion geniculi *(schwarze Pfeilköpfe)*. Die *weißen Pfeile* bezeichnen die Kontur des Canalis caroticus

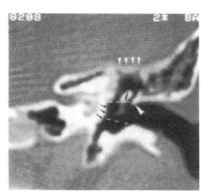

Abb. 5

Abb. 5. Koronarer hochauflösender Schnitt wenige mm hinter dem koronaren Schnitt in Abb. 4. Die gestrichelten *weißen Linien* unterteilen das Mittelohr in Epitympanon, Mesotympanon und Hypotympanon. Von den Gehörknöchelchen ist hier der Incuskörper *(i)* zu sehen. Der *weiße Pfeilkopf* bezeichnet das Scutum. Die kleinen *weißen Pfeilköpfe* bezeichnen das dünne Tegmen tympani. Die *schwarzen Pfeile* bezeichnen das Promontorium cochlea

Abb. 6. Koronarer hochauflösender computertomographischer Schnitt durch das Vestibulum. Unterhalb des horizontalen Bogengangs ist das dehiszente tympanale Segment des Canalis nervi facialis zu sehen *(weißer Pfeil)*. Der *schwarze Pfeil* bezeichnet das Foramen ovale. Die *kleinen weißen Pfeile* bezeichnen die dünne hypotympanale Knochenplatte, welche den Bulbus der Vena jugularis (*b*) vom Hypotympanon abtrennt

Abb. 7. Koronarer hochauflösender computertomographischer Schnitt durch das vordere Mastoid. Die Pfeile bezeichnen das mastoidale Segment des Canalis nervi facialis. Die untersten Pfeile bezeichnen das Foramen stylomastoideum

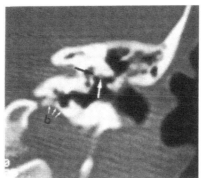
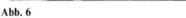
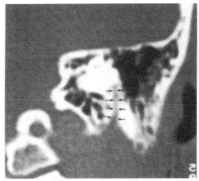

Abb. 6   **Abb. 7**

Fenster gebildet (Abb. 2). Axiale Schnitte durch das untere Mesotympanon verlaufen kaudal der Gehörknöchelchenkette. Die laterale Begrenzung wird durch die Membrana tympani und die mediale Begrenzung vorne durch das horizontale Segment des Canalis caroticus und hinten durch das Promontorium cochleae sowie das runde Fenster gebildet (Abb. 3).

Axiale Schnitte durch den mesotympanalen Raum bilden gleichzeitig das Protympanon und das hintere Tympanon ab. Axiale Schnitte durch das obere Mesotympanon zeigen im Protympanon den lateral des horizontalen Segments des Canalis caroticus verlaufenden Semicanalis des M. tensor tympani und axiale Schnitte durch das untere Mesotympanon zeigen im Protympanon den Ursprung des knöchernen Segments der Tuba auditiva. In der hinteren Wand des hinteren Tympanons liegen von lateral nach medial der Recessus facialis, der den N. facialis enthält, die Eminentia pyramidalis und der Sinus tympani (Abb. 2).

Axiale Schnitte durch das Hypotympanon zeigen die topographische Beziehung dieses tympanalen Kompartiments zum vertikalen Segment des Canalis caroticus anteromedial, zum Bulbus v. jugularis posteromedial und zum deszendierenden (mastoidalen) Segment des Canalis n. facialis posterior. Vordere koronare Schnitte, die durch die Cochlea verlaufen, bilden die vorderen Abschnitte des Epi-, Meso- und Hypotympanons ab (Abb. 4). Im Epitympanon liegt zentral der Malleuskopf. Koronare Schnitte, welche 1–2 mm hinter der Ebene des Malleuskopfes verlaufen, bilden den Incus ab (Abb. 5). Koronare Schnitte lassen das Tegmen tympani als feine knochendichte, gelegentlich einzelne Pneumatisationszellen enthaltende, Struktur erkennen. Am Übergang der lateralen Wand des Epitympanons zum Dach des äußeren Gehörgangs befindet sich das sog. Scutum, ein dreieckförmig

konfigurierter knöcherner Vorsprung, der der Insertion des Trommelfells dient. In der medialen Wand des Epitympanons befindet sich superolateral der Cochlea gelegen das Ganglion geniculi und unmittelbar darunter der Semicanalis des M. tensor tympani. Diese Schnitte verlaufen zudem durch die vorderen Abschnitte des Meso- und Hypotympanons. Die mediale Wand des Mesotympanons wird hier von der Cochlea und von dem ins Mesotympanon hineinreichenden Promontorium cochleae gebildet. Kaudal der Cochlea und medial des Hypotympanons ist auf dieser Ebene der Canalis caroticus zu erkennen.

Hintere koronare Schnitte, die durch das Vetibulum verlaufen, zeigen als topographisch wichtigste Struktur den vom Vestibulum her in den Mittelohrraum hineinreichenden Canalis semicircularis lateralis (Abb. 6). Im mittleren Abschnitt seiner unteren knöchernen Kontur ist konstant eine Einkerbung zu erkennen, welche dem tympanalen Segment des Canalis n. facialis entspricht. Da der Canalis n. facialis in diesem Abschnitt häufig dehiszent ist [1], fehlt auf dem Computertomogramm entsprechend häufig die untere ossäre Begrenzung dieser Struktur [30a, 25a]. Unterhalb des Canalis semicircularis lateralis in der Labyrinthkapsel ist als umschriebene Unterbrechung der knöchernen Kontur das Foramen ovale zu erkennen. Der lateral davon gelegene Stapes wird jedoch nur ausnahmsweise abgebildet. Auf Höhe des Canalis semicircularis lateralis und näher zum Scutum hin wird auf dieser Ebene der kurze Incusfortsatz abgebildet. In dieser Ebene wird das Hypotympanon durch eine schmale Knochenplatte vom kaudal und medial davon gelegenen Bulbus v. jugularis abgesetzt.

Koronare Schnitte, die durch die vorderen Abschnitte des Mastoids verlaufen, bilden das mastoidale Segment des Canalis n. facialis sowie das Foramen stylomastoideum ab (Abb. 7).

4 Pathologische Befunde

4.1 Entzündliche Läsionen

Entzündliche Affektionen, welche primär das Mittelohr befallen, sind die akute und chronische Otitis media, das erworbene Cholesteatom, das Cholesterolgranulom und die Tympanosklerose. Zudem kann das Mittelohr sekundär bei der Otitis externa maligna, welche ihren Ausgangsort im äußeren Gehörgang hat, befallen werden. Die unkomplizierte Otitis media acuta kann klinisch und otoskopisch zuverlässig diagnostiziert werden und stellt demnach keine Indikation für eine bildgebende radiologische Abklärung dar.

4.1.1 Chronische Otitis media

Ätiologisch lassen sich zwei Formen der chronischen Otitis media unterscheiden, nämlich die chronische suppurative und die chronische adhäsive Otitis media. Die suppurative Form entsteht entweder durch Infektion mit einem Organismus geringer Virulenz oder durch unvollständige Rückbildung einer akuten Otitis media. Die adhäsive Form entsteht infolge einer Tubendysfunktion und falschen Belüftung des Mittelohres. Jede dieser Formen verursacht unterschiedliche und weitgehend charakteristische morphologische Veränderungen im Mittelohr, die ihre computertomographische Abgrenzung erlauben.

Bei der chronischen suppurativen Otitis media zeigt das CT eine partielle oder vollständige Obliteration des Mittelohrraumes durch eine weichteildichte Masse. Im Gegensatz zum sekundär erworbenen Cholesteatom ruft die suppurative Otitis media keine Arrosion der ossären Begrenzung des Mittelohrraumes und auch keine Verlagerung der Gehörknöchelchenkette hervor (Abb. 8). Allerdings kann der chronisch entzündliche Prozeß zu einer computertomographisch nachweisbaren Resorption des langen Incusfortsatzes sowie zu einer Arrosion und somit Verkürzung des kurzen Malleusfortsatzes führen. Im Gegensatz zum Cholesteatom kommen Arrosionen des Malleuskopfes und des Incuskörpers im Epitympanon nur ausnahmsweise bei der chronischen suppurativen Otitis media vor.

Bei der chronisch adhäsiven Otitis media zeigt das Computertomogramm eine gegen das Promontorium cochleae hin erfolgende Retraktion der stellenweise verdickten und somit sichtbaren Membrana tympani. Dieser Befund wird häufig durch eine partielle Obliteration des Hypo- und Mesotympanons begleitet. Für die Erfassung der chronisch adhäsiven Otitis media eignen sich vor allem koronare computertomographische Schnitte (Abb. 9).

4.1.2 Cholesterolgranulom

Cholesterolgranulome entstehen im Verlauf einer chronischen Otitis media. Sie sind histologisch gekennzeichnet durch eine mehr oder weniger scharf abgegrenzte Masse, welche aus chronischem fibrösem Granulationsgewebe besteht und eine große Anzahl von Cholesterinkristallen enthält, welche von Riesenzellen umgeben sind. Das Granulationsgewebe ist häufig stark vaskularisiert, was Ursache von wiederholten Einblutungen ist, die zu einem Hämatotympanon führen. Aus diesem Grunde erscheinen Cholesterolgranulome otoskopisch häufig als vaskuläre Tumoren, was zu differentialdiagnostischen Schwierigkeiten gegenüber Glomustumoren oder vaskulären Anomalien des Mittelohres führt.

In der Regel ist es mit der hochauflösenden Computertomographie möglich, die Diagnose des Cholesterolgranuloms zu stellen, bzw. es von vaskulären Tumoren und Gefäßanomalien abzugrenzen. Computertomographisch erscheinen Cholesterolgranulome als fokale, weitgehend scharf abgegrenzte Massen mit inhomogener Dichteverteilung in unmittelbarer Umgebung der Gehörknöchelchen (Abb. 10). Densitometrisch lassen sich stellenweise innerhalb der Cholesterolgranulommasse hypodense Areale mit negativen Werten feststellen, welche dem cholesterinhaltigen Gewebe entsprechen. Beim Cholesterolgranulom liegen in der Regel keine ossären Destruktionen vor, was die Abgrenzung gegenüber erworbenen Cholesteatomen ermöglicht.

4.1.3 Tympanosklerose

Tympanosklerose Herde entstehen ebenfalls im Verlauf einer chronischen Otitis media. Histologisch handelt es sich dabei um eine Hyalinisierung, Verkalkung oder Verknöcherung der Schleimhaut des Mittelohres. Am häufigsten kommt diese Veränderung in der Schleimhaut, welche die Membrana tympani, das Promontorium cochleae und den Recessus epitympanalis auskleidet, vor. Computertomographisch ist an diesen Stellen ein umschriebener Herd hoher Dichte, welcher Kalk oder Knochen entspricht, nachzuweisen.

4.1.4 Erworbenes Cholesteatom

Pathologisch-anatomisch handelt es sich beim erworbenen Cholesteatom um eine nicht neoplastische, sich jedoch expansiv verhaltende Masse aus keratinisiertem Plattenepithel im Mittelohr, welche ihren Ursprung vom Trommelfell nimmt. Cholesteatome, welche auf der Basis einer chronischen Otitis media ent-

Abb. 8 a, b. Chronisch suppurative Otitis media. Der axiale (**a**) und der koronare (**b**) computertomographische Schnitt zeigen eine vollständige Obliteration des Mittelohrraumes durch eine weichteildichte Masse. Es liegen keine knöchernen Arrosionen vor und keine Veränderungen an den Gehörknöchelchen. Beachte das intakte Scutum in **b**

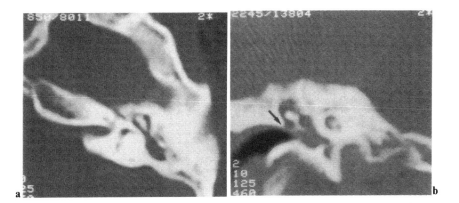

Abb. 9. Chronisch adhäsive Otitis media. Das Mittelohr ist weitgehend obliteriert und die Membrana tympani ist am Promontorium cochleae retrahiert *(Pfeil)*

Abb. 10. Cholesterolgranulom. In unmittelbarer Nähe des lateralen Bogengangs und der Gehörknöchelchen ist eine umschriebene, nicht raumfordernde weichteildichte Masse mit stellenweise hypodensem Inhalt *(Pfeil)* zu erkennen

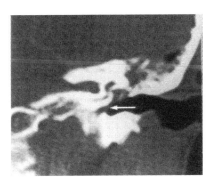

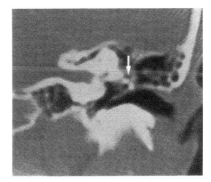

Abb. 9   **Abb. 10**

stehen, werden als sekundär erworbene Cholesteatome und solche, welche ohne Zusammenhang mit einer chronischen Otitis media entstehen, werden als primär erworbene Cholesteatome bezeichnet. Je nach ihrem Ausgangsort am Trommelfell, werden erworbene Cholesteatome als Pars flaccida- und Pars tensa-Cholesteatome bezeichnet. Jeder dieser zwei Typen weist eine charakteristische Wachstumsform und jeweils typische topographische Beziehungen zu den Mittelohrstrukturen auf, die ihre computertomographische Unterscheidung häufig ermöglichen [25 b]. Die computertomographisch nachweisbaren morphologischen Hauptmerkmale des erworbenen Cholesteatoms sind 1. eine homogene weichteildichte Masse im Mittelohr, 2. Zeichen der Raumforderung aufgrund des expansiven Verhaltens des Cholesteatoms im Sinne der Verlagerung von Gehörknöchelchen oder der Druckarrosion an den ossären Konturen des Mittelohrraumes und 3. Zeichen der ossären Arrosion bzw. Zerstörung im Bereich der Gehörknöchelchen und der knöchernen Wände des Mittelohres, insbesondere im Bereich des epitympanalen Raumes und des Scutum.

Dank ihrer Empfindlichkeit für die Abbildung von Weichteilstrukturen erlaubt es die Kernspintomographie, Cholesteatome des Mittelohrraumes mit gleicher Empfindlichkeit wie die Computertomographie nachzuweisen. Kernspintomographisch erscheinen Cholesteatome aufgrund ihres Cholesteringehaltes als Massen hoher Signalintensität auf T_1- und T_2-gewichteten Bildern. Allerdings ist die Computertomographie für den Nachweis der begleitenden ossären Veränderungen sensitiver als die Kernspintomographie, weswegen der Kernspintomographie für die Evaluation von erworbenen Cholesteatomen nur eine beschränkte Bedeutung zukommt.

Pars flaccida-Cholesteatome nehmen ihren Ursprung im Prussakschen Raum, welcher posterior mit dem Epitympanon kommuniziert. Dies führt zu einer frühen Arrosion des Scutum, welche eine der ersten computertomographisch faßbaren Veränderungen eines Pars flaccida-Cholesteatoms darstellt. Cholesteatome dieses Typs bewirken eine Verlagerung von Malleus und Incus nach medial (Abb. 11). Sie dehnen sich in der Regel gegen posterior hin aus und befallen dadurch die postero-lateralen Abschnitte des epitympanalen Raumes. Von hier erfolgt die weitere Ausdehnung des Cholesteatoms durch den Aditus ad antrum in das Antrum mastoideum. Das expansive Verhalten des Cholesteatoms bewirkt hier eine Deformation der Achterkonfiguration, indem es zu einer Ausweitung

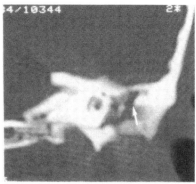
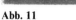

Abb. 11

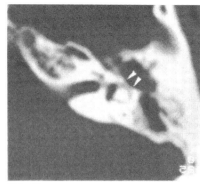

Abb. 12

Abb. 11. Erworbenes Pars flaccida Cholesteatom. Weichteildichte Masse im Mittelohr mit Verlagerung des Incus gegen medial und Arrosion des Scutum *(Pfeil)*

Abb. 12. Erworbenes Pars tensa Cholesteatom. Das Cholesteatom hat sich im Epitympanon und von hier durch den Aditus ad antrum im Antrum mastoideum ausgedehnt. Beachte die Arrosion des lateralen Bogengangs *(Pfeilköpfe)*

des Aditus ad antrum kommt. Seltener können Pars flaccida-Cholesteatome sich nach kaudal in das Mesotympanon ausdehnen.

Pars tensa-Cholesteatome entstehen aus posterosuperior gelegenen Retraktionen des Trommelfells. Aus diesem Grunde befallen Pars tensa-Cholesteatome primär den hinteren tympanalen Raum und dehnen sich gegen den Sinus tympani aus. Hier lassen sich auf axialen computertomographischen Schnitten Arrosionen der knöchernen Berandung des Sinus tympani sowie eine Obliteration desselben nachweisen. In der Regel dehnen sich Pars tensa-Cholesteatome – im Gegensatz zu Pars flaccida-Cholesteatomen – medial der Gehörknöchelchenkette und verlagern dieselbe gegen lateral. Die weitere Ausdehnung erfolgt im epitympanalen Raum und von hier durch den Aditus ad antrum in das Antrum mastoideum (Abb. 12).

Durch die kombinierte Anwendung von koronaren und axialen Schnitten ist es in der Regel möglich, beide Formen der erworbenen Cholesteatome voneinander abzugrenzen.

Die Computertomographie hat sich besonders in der Erfassung von durch erworbene Cholesteatome verursachten Komplikationen bewährt. Unter den Komplikationen der Cholesteatome werden grundsätzlich intrakranielle und intratemporale unterschieden. Intrakranielle Komplikationen kommen heute, als Folge der routinemäßigen Anwendung der Antibiotika, extrem selten vor. Intrakranielle Komplikationen werden in der Regel durch Destruktion des Tegmen tympani und Ausbreitung des entzündlichen Prozesses im Subarachnoidalraum bedingt. Dies führt zur Ausbildung einer Meningitis bzw. eines Abszesses. Durch Befall der venösen Blutleiter, insbesondere des Sinus transversus und seltener des Sinus sigmoideus, kann es zu Thrombosen der betroffenen Sinus kommen. Thrombosen des Sinus lassen sich computertomographisch aufgrund einer im Nativbild leicht erhöhten Dichte und fehlender Kontrastmittelanreiche-

rung nachweisen. Eine weitere Komplikation des Cholesteatoms stellt die Liquorrhoe dar.

Intratemporale Komplikationen kommen häufiger als intrakranielle vor. Sämtliche intratemporalen Komplikationen der Cholesteatome werden durch ossäre Arrosionen und Destruktionen verursacht. In über 50% der Fälle lassen sich computertomographisch Arrosionen bzw. Destruktionen der Gehörknöchelchen nachweisen. Pars flaccida-Cholesteatome führen am häufigsten zu Arrosionen des langen Incusfortsatzes und etwas seltener zu solchen des Incuskörpers und Malleuskopfes. Bei Pars tensa-Cholesteatomen kommt es hauptsächlich zu Arrosionen des langen Incusfortsatzes sowie des Stapes. Eine sog. Labyrinthfistel tritt seltener als die Gehörknöchelchenarrosion auf. Am häufigsten kommen Labyrinthfisteln im Bereich des Canalis semicircularis lateralis vor und werden sowohl bei Pars flaccida- als auch bei Pars tensa-Cholesteatomen beobachtet. Die Diagnose einer Labyrinthfistel im Bereich des Canalis semicircularis lateralis erfordert die Anfertigung von dünnen axialen und koronaren computertomographischen Schnitten zum Nachweis einer Unterbrechung der äußeren knöchernen Kontur dieses Bogenganges (Abb. 12). Cholesteatome, insbesondere Pars tensa-Cholesteatome, können sich durch das Foramen rotundum in den labyrinthären Raum ausdehnen und dort eine Labyrinthitis verursachen. Erst eine Labyrinthitis ossificans, die zu erhöhten Dichtewerten im Computertomogramm führt, kann auch computertomographisch nachgewiesen werden. Im Gegensatz zum Foramen rotundum ist das Foramen ovale resistent gegenüber der Ausbreitung von Cholesteatomen.

Eine Fazialisparese bei Cholesteatomen kommt in weniger als 2% der Fälle vor. Sie wird am häufigsten durch eine Arrosion des tympanalen Segments des Canalis nervi facialis verursacht. Für deren Nachweis eignen sich vor allem koronare Schnitte. Für den Nachweis einer Fazialisparese, welche durch Befall

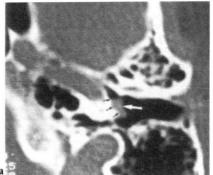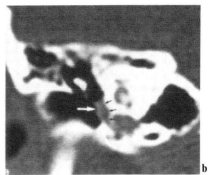

des Canalis nervi facialis im Bereich des Recessus facialis verursacht wird, sind hingegen axiale computertomographische Schnitte notwendig.

4.2 Tumoren des Mittelohres

Je nach ihrer benignen oder malignen Natur erscheinen Tumoren des Mittelohres auf dem Computertomogramm als mehr oder weniger umschriebene oder aber diffuse Massen, die, abhängig von ihrem Vaskularisationsgrad, kaum bis sehr intensiv Kontrastmittel aufnehmen. Während gutartige Tumoren lediglich zu Verlagerungen der Gehörknöchelchenkette und zu umschriebenen Druckarrosionen der knöchernen Begrenzung des Mittelohres führen, verursachen in der Regel maligne Tumoren ausgedehnte Destruktionen der ossären Begrenzung des Mittelohres, aber auch des benachbarten Mastoids, des äußeren Gehörgangs und sogar der Labyrinthkapsel.

4.2.1 Gutartige Tumoren des Mittelohres

Im Mittelohr kommen folgende benigne Tumoren vor: Glomus tympanicum-Tumor, Neurinom des Nervus facialis, kavernöses Hämangiom sowie kongenitales Cholesteatom.

Glomus tympanicum-Tumor. Der Glomus tympanicum-Tumor ist bei weitem der häufigste benigne Tumor im Bereiche des Mittelohres und der zweithäufigste benigne Tumor nach dem Akustikusneurinom im Felsenbein. Typischerweise erscheinen Glomus tympanicum-Tumoren auf dem Computertomogramm als umschriebene rundliche, von der Umgebung scharf abgesetzte, homogen und intensiv Kontrastmittel aufnehmende Massen, welche in der Regel dem Promontorium cochleae und der angrenzenden knöchernen

Begrenzung des Canalis caroticus breitflächig anliegen (Abb. 13). Glomus tympanicum-Tumoren gehen von Glomuskörperchen aus, welche in der medialen Wand des Mittelohres im Versorgungsbereich des tympanalen Astes des Nervus glossopharyngeus (Jacobsonscher Nerv) und des aurikulären Astes des Nervus vagus (Arnoldscher Nerv) gelegen sind. Hochauflösende computertomographische Schnitte in der axialen und koronaren Ebene sind notwendig für die Erkennung, topographische Analyse und differentialdiagnostische Abgrenzung gegenüber anderen Mittelohrtumoren [23]. Typisch für diese Tumoren ist eine minimale Arrosion des Promontorium cochleae. Diese ist auf kernspintomographischen Aufnahmen nicht zu erkennen, obwohl der Tumor selbst als umschriebene Masse inhomogener Signalintensität zu erkennen ist. Aus diesem Grunde ist die hochauflösende Computertomographie für die Beurteilung der Glomus tympanicum-Tumoren der Kernspintomographie überlegen. Obwohl Glomus tympanicum-Tumoren nach kaudal hin der lateralen Wand des Canalis caroticus anliegen, bewirken sie keine Arrosion oder Zerstörung desselben. Glomus tympanicum-Tumoren entsprechen den Typ A Glomustumoren, in der Klassifikation von Fisch und Valavanis [29]. Die selektive intraarterielle digitale Subtraktionsangiographie ermöglicht in unklaren Fällen die korrekte präoperative Diagnose. Glomus tympanicum-Tumoren erhalten ihre Blutversorgung aus denjenigen Gefäßen, welche normalerweise die Schleimhaut der medialen Wand des Mittelohres versorgen. Die zentralen Abschnitte der Schleimhaut in der medialen Wand des Mittelohres über dem Promontorium cochleae werden aus der Arteria tympanica inferior versorgt. Die Arteria tympanica inferior ist ein Ast der Arteria pharyngea ascendens, welcher durch den Jacobsonschen Kanal gemeinsam mit dem Jacobsonschen Nerven das Mittelohr erreicht. Dementsprechend werden Glomus tympanicum-Tumoren typischerweise von einer leicht dilatierten Arteria tympanica inferior versorgt. Mit Hilfe der intraarteriellen DSA und bei selektiver Lage des Katheters in die Arteria pharyngea ascendens, bzw. in die Arteria tympanica inferior ist es möglich, innerhalb der dichten Knochenstruktur des Felsenbeins auch kleinste Glomus tympanicum-Tumoren als homogen und intensiv kontrastmittelanreichernde Tumoren abzubilden. Größere Glomus tympanicum-Tumoren erhalten eine zusätzliche Versorgung aus der Arteria tympanica superior, einem Ast der Arteria meningea media, welcher im Kanal des Nervus petrosus superficialis minor verläuft und die Schleimhaut der medialen Wand des Recessus epitympanalis bis auf Höhe des Foramen ovale versorgt. Glomus tympanicum-Tumoren, die sich nach anterior gegen das Protympanon hin ausdehnen, erhalten eine zusätzliche Versorgung aus der Arteria carotico-tympanica, einem direkten Ast der Arteria carotis interna, welcher am Übergang des vertikalen in das horizontale Segment dieses Gefäßes abgeht und die vorderen Abschnitte der medialen Wand des Mittelohres versorgt.

Eine weitere typische Lokalisation für Glomustumoren des Mittelohrraumes stellt das Hypotympanon dar [11]. Diese Glomus hypotympanicum-Tumoren entstehen im Canalis tympanicus, befallen primär das Hypotympanon und dehnen sich von hier gegen das Mesotympanon, aber auch gegen das Mastoid aus. Glomus hypotympanicum-Tumoren entsprechen dem Typ B Glomustumoren in der Klassifikation von Fisch und Valavanis [29]. Die arterielle Versorgung dieser Tumoren erfolgt aus der Arteria tympanica inferior, dem Mittelohrast der Arteria pharyngea ascendens. Bei Ausdehnung in das Mastoid erhalten Glomus hypotympanicum-Tumoren eine zusätzliche arterielle Versorgung über die Arteria stylomastoidea, einem Ast der Arteria occipitalis oder seltener der Arteria auricularis posterior. Glomus hypotympanicum-Tumoren müssen von Glomus jugulare-Tumoren, welche sich sekundär in das Hypotympanon ausdehnen, abgegrenzt werden. Im Gegensatz zu Glomus jugulare-Tumoren, welche die kortikale Begrenzung des Bulbus der Vena jugularis per definitionem zerstören, lassen Glomus hypotympanicum-Tumoren diese knöcherne Lamelle intakt. Der Nachweis einer intakten oder arrodierten kortikalen Begrenzung des Bulbus venae jugularis erfordert die Anfertigung von dünnen koronaren hochauflösenden Schnitten.

Neurinom des Nervus facialis. Neurinome des Nervus facialis können von jedem Segment des intratemporalen Verlaufs dieses Nerves ausgehen. Häufigster Ausgangsort ist das Ganglion geniculi. Von hier aus kann sich der Tumor sowohl entlang des labyrinthären Segments in den inneren Gehörgang als auch entlang des

tympanalen Segments in das Mittelohr ausdehnen. Darüber hinaus können Neurinome des Nervus facialis sowohl vom tympanalen Segment als auch vom mastoidalen Segment des Nerves primär ausgehen. Neurinome des Nervus facialis, welche im Mittelohr lokalisiert sind, erscheinen auf dem Computertomogramm als rundliche oder oväläre, leicht hyperdense Massen, welche homogen aber weniger intensiv als Glomus tympanicum-Tumoren Kontrastmittel aufnehmen. Von besonderer diagnostischer Bedeutung ist der Nachweis einer engen topographischen Beziehung zum tympanalen Segment des Canalis nervi facialis. Diese läßt sich insbesondere auf koronaren hochauflösenden Schnitten erkennen. Dabei ist auch die durch diese Tumoren typischerweise hervorgerufene Ausweitung des tympanalen Segments des Canalis nervi facialis zu erkennen. Da Neurinome des Nervus facialis entlang des Nerves wachsen, lassen konsekutive koronare und axiale Schnitte diesen Ausbreitungsweg anhand des Nachweises einer über längere Strecken erfolgenden Ausweitung des Canalis nervi facialis, welcher zudem von einer weichteildichten Masse ausgefüllt wird, erkennen [14, 30].

Hämangiom. Von den Gefäßen im Perineurium des Nervus facialis können Hämangiome ausgehen. Am häufigsten kommen Hämangiome im Bereich des Ganglion geniculi vor. Gelegentlich können jedoch Hämangiome auch im tympanalen Segment des Nervus facialis entstehen und hierbei zu erheblichen differentialdiagnostischen Schwierigkeiten gegenüber Neurinomen des tympanalen Segments führen [5, 18]. Morphologisch lassen sich Hämangiome von Neurinomen auf dem Computertomogramm kaum unterscheiden, da beide als weichteildichte Kontrastmittel aufnehmende rundliche bis ovale Massen in enger topographischer Beziehung zum Nervus facialis erscheinen. In dieser Hinsicht hat sich die dynamische Computertomographie sehr bewährt. Die dabei erhaltene Dichte/Zeitkurve von Hämangiomen unterscheidet sich in signifikanter Weise von derjenigen, welche von Neurinomen oder anderen Tumoren des Mittelohres erhalten wird. Hämangiome sind auf dem dynamischen Computertomogramm durch einen langsamen Anstieg der Dichte/Zeitkurve, welche erst spät ihren Maximalwert erreicht und ihn im Sinne eines Plateaus über längere Zeit hinweg erhält. Dies erklärt sich aufgrund der Hämodynamik der Hämangiome, die aus größeren vaskulären Räumen bestehen, in denen das Blut sehr langsam fließt. Es kommt bei Hämangiomen zu einer langsamen Ansammlung von Kontrastmittel in den kavernösen Räumen und zu einem verzögert erfolgenden Abfluß des Kontrastmittels, was diese charakteristische Dichte/Zeitkurve auf dem dynamischen Computertomogramm erklärt.

Kongenitales Cholesteatom. Das kongenitale Cholesteatom, auch primäres Cholesteatom oder Epidermoid genannt, gehört zu den seltensten gutartigen Tumoren des Mittelohres. Kongenitale Cholesteatome entstehen aus ektopen epithelialen embryonalen Resten und machen ca. 2% aller Mittelohrcholesteatome aus. Aus klinischer Sicht wird ein Cholesteatom, welches hinter einem intakten Trommelfell bei einem Patienten ohne eine anamnestisch vorhandene Otitis media entsteht als kongenital angesehen. Kongenitale Cholesteatome des Mittelohres entstehen am häufigsten im Epitympanon sowie in der Nähe des Inkudostapedialgelenkes. Morphologisch unterscheiden sie sich nicht von den erworbenen Cholesteatomen. Die Mehrheit der kongenitalen Cholesteatome kommt bei Kindern vor. Da kongenitale Cholesteatome, welche im Epitympanon lokalisiert sind, in der Regel nicht vom Prussakschen Raum ausgehen und somit das Scutum intakt lassen, kann dieser Befund als wichtiger differentialdiagnostischer Hinweis gegenüber einem erworbenen epitympanalen Cholesteatom verwendet werden.

4.2.2 Bösartige Tumoren des Mittelohres

Unabhängig von ihrer histologischen Natur weisen maligne Tumoren im Bereich des Mittelohres eine ähnliche computertomographische Morphologie auf. Sie erscheinen als mehr oder weniger ausgedehnte weichteildichte Massen, welche obligat zu ossären Destruktionen führen. Der häufigste maligne Tumor ist das Karzinom des Mittelohres [2]. Histologisch kommen sowohl Plattenepithel- als auch Adenokarzinome vor. Das Plattenepithelkarzinom kommt häufiger bei Männern, während das Adenokarzinom gleich häufig bei Männern und Frauen vorkommt. Karzinome gehen in der Regel von der Schleimhaut des Trommelfells aus. Sie führen zu einer ausgedehnten Knochenzerstörung [21]. Auch Metastasen kommen im Mittelohr vor. Sie können sowohl von der Pyramidenspitze sich sekundär durch Zerstörung des Knochens in das Mittelohr ausdehnen, oder primär, jedoch viel seltener, den Mittelohrraum befallen. Auffällig ist die Resistenz des enchondralen Labyrinthknochens, der nur selten bei Metastasierungen im Felsenbein befallen wird.

Bei Kleinkindern kommt als häufigster maligner Tumor im Bereich des Mittelohres das Rhabdomyosarkom vor. Dabei ist nur selten der Mittelohrraum selbst befallen. Viel häufiger kommt es zu einer Tumormanifestation im parapharyngealen Raum sowie zu Zerstörungen der Felsenbeinspitze. Obwohl die sog. Histiozytosis X keine Neoplasie darstellt, ruft sie computertomographische Veränderungen hervor, welche solchen von malignen Tumoren ähnlich sind. Sowohl die bei Kindern vorkommende Form vom Hand-Schüller-Christian als auch die bei Erwachsenen vorkommende Form des eosinophilen Granuloms rufen ausgedehnte knöcherne Destruktionen hervor mit Prädilektion im Bereich des Mastoids und äußeren Gehörgangs. Darüber hinaus lassen sich weichteildichte Massen im Bereich des äußeren Gehörgangs und des Mittelohres erkennen. Die ossären Destruktionen greifen häufig auf den Bereich der Labyrinthkapsel, speziell der Bogengänge, über [20].

Auch für die Diagnose von malignen Tumoren und Prozessen des Felsenbeins ist die hochauflösende Computertomographie wegen der Möglichkeit der präzisen Abbildung der ossären Arrosionen und Destruktionen der Kernspintomographie überlegen.

4.3 Vaskuläre Anomalien im Mittelohr

Die zwei häufigsten Gefäßanomalien im Bereich des Mittelohres sind die sog. aberrierende Arteria carotis interna und der Hochstand des Bulbus der Vena jugularis mit divertikelartiger Ausstülpung im Hypotympanon. Klinisch verursachen beide Anomalien einen Tinnitus und otoskopisch erscheinen sie als eine bläuliche Masse hinter einem intakten Trommelfell. Aus diesem Grunde werden sie sehr häufig als Glomustumoren fehlgedeutet. Die Beachtung charakteristischer bzw. pathognomonischer computertomographischer Befunde läßt jedoch in beiden Fällen die korrekte Diagnose stellen und diese vaskulären Anomalien von einem Glomustumor abgrenzen, was auch dazu beiträgt, daß unnötige bzw. gefährliche Biopsien in diesen Fällen vermieden werden.

4.3.1 Aberrierende Arteria carotis interna

Bei der sogenannten aberrierend durch das Mittelohr verlaufenden Arteria carotis interna handelt es sich um eine Agenesie desjenigen Segments der Arteria carotis interna, welches von der Karotisbifurkation am Hals bis zum horizontalen Segment des petrösen Abschnittes der Arteria carotis interna reicht. Das agenetische Segment wird kollateral von der Arteria pharyngea ascendens und der Arteria carotico-tympanica überbrückt. Deswegen kommt es kompensatorisch zu einer Hypertrophie dieser zwei Gefäße. Da die Arteria carotis interna agenetisch ist, fehlt sowohl das Foramen caroticum als auch das vertikale Segment des Canalis caroticus [13] (Abb. 14). Als Folge der Hypertrophie der Arteria pharyngea ascendens und auch ihres Astes, der Arteria tympanica inferior, kommt es zu einer Erweiterung des Jacobsonschen Kanals. Das

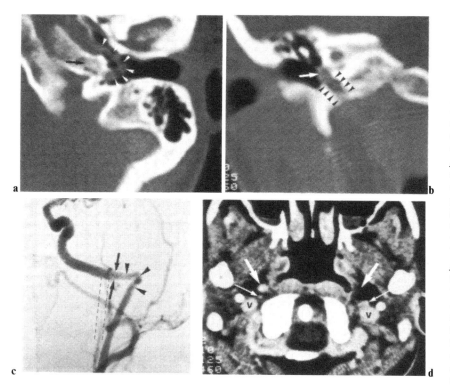

Abb. 14 a–d. Sog. aberrierende Arteria carotis interna. Das axiale Computertomogramm durch das Hypotympanon (**a**) zeigt das fehlende Foramen caroticum *(schwarzer Pfeil)* sowie eine weichteildichte Schleife *(weiße Pfeilköpfe)* im Hypotympanon, welche Anschluß findet zum horizontalen Segment des Canalis caroticus. Der koronare Schnitt (**b**) zeigt den stark dilatierten Jacobsonschen Kanal (zwischen den *schwarzen Pfeilköpfen*), den fehlenden Canalis caroticus medial des Jacobsonschen Kanals sowie eine weichteildichte Masse in Hypotympanon *(Pfeil)*. Die intraarterielle digitale Subtraktionsangiographie (**c**) zeigt die dilatierte Arteria pharyngea ascendens und Arteria carotico-tympanica in ihrem Verlauf durch das Mittelohr *(Pfeilköpfe)* und den deutlichen Kalibersprung, an deren Übergang zur normal angelegten Arteria carotis interna (zwischen den *Pfeilen*). Die gestrichelte Linie bezeichnet den normalen Verlauf der hier agenetischen Arteria carotis interna. Ein axialer Schnitt durch den oberen Hals (**d**) zeigt die fehlende Arteria carotis interna auf der rechten Seite *(großer Pfeil)* sowie die im Vergleich zur Gegenseite dilatierte rechte Arteria pharyngea ascendens *(dünner Pfeil)*. v bezeichnet die Vena jugularis

fehlende Foramen caroticum und der erweiterte Jacobsonsche Kanal lassen sich auf axialen hochauflösenden computertomographischen Schnitten einwandfrei nachweisen, was für die Diagnosestellung von entscheidender Bedeutung ist. Die hypertrophe Arteria tympanica inferior verläuft durch das Mittelohr über dem Promontorium cochleae, wo sie mit der ebenfalls hypertrophen Arteria carotico-tympanica anastomosiert. Axiale computertomographische Schnitte durch das Mittelohr lassen den Verlauf der Arteria tympanica inferior und der Arteria carotico-tympanica als eine Schleife, welche homogen und intensiv Kontrastmittel aufnimmt und über dem Promontorium cochleae gelegen ist, erkennen. Verfolgt man diese Schleife nach ventral, so ist zu erkennen, wie sie durch eine Dehiszenz der proximalen lateralen Kontur des horizontalen Segments des Canalis caroticus in das horizontale Segment des petrösen Abschnittes der Arteria carotis interna übergeht. Koronare Schnitte durch das Mittelohr bilden diese vaskuläre Schleife im Querschnitt ab, weswegen sie dort als rundliche, lateral des Promontorium cochleae gelegene Masse zum Vorschein kommt. Die differentialdiagnostische Abgrenzung gegenüber einem Glomustumor gestaltet sich deswegen auf koronaren Schnitten schwierig. Die Anfertigung zusätzlicher axialer

Schnitte läßt jedoch die hier vorliegende Anomalie von einem Glomustumor einwandfrei unterscheiden [26]. Da die Arteria carotis interna in ihrem extrakraniellen Abschnitt bei dieser Anomalie agenetisch ist, zeigen axiale Schnitte durch den oberen Hals keine Arteria carotis interna im Karotisraum. Hier ist lediglich die Vena jugularis zu erkennen. Dafür läßt sich im parapharyngealen Raum eine deutlich – im Vergleich zur Gegenseite – dilatierte Arteria pharyngea ascendens erkennen. Aufgrund der geschilderten computertomographischen Befunde ist es demnach möglich, die sogenannte aberrierend verlaufende Arteria carotis interna zuverlässig zu diagnostizieren. Demnach ist die Durchführung einer Angiographie für den Nachweis dieser vaskulären Anomalie bei Vorliegen der typischen computertomographischen Befunde nicht notwendig. Bestehen Zweifel bezüglich der Diagnose, ist die intraarterielle digitale Subtraktionsangiographie die Methode der Wahl für die Bestätigung der Diagnose. Diese Methode zeigt die fehlende Arteria carotis interna sowie die hypertrophen Arteria tympanica inferior und Arteria carotico-tympanica in ihrem Verlauf durch das Mittelohr. Charakteristischerweise kommt es am Übergang der Arteria carotico-tympanica zum horizontalen Segment der Arteria carotis interna zu einem deutlichen Kalibersprung.

Abb. 15. Koronarer hochauflösender Schnitt bei Hochstand des Bulbus venae jugularis mit Dehiszenz der hypotympanalen Knochenplatte *(schwarzer Pfeil)* und divertikelartiger Ausstülpung des Bulbus venae jugularis im Hypotympanon *(Pfeilkopf)*

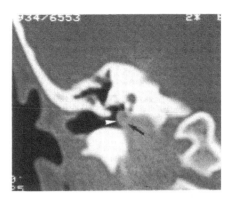

4.3.2 Hochstand des Bulbus venae jugularis

Beim Hochstand des Bulbus der Vena jugularis werden zwei Formen unterschieden, nämlich diejenigen ohne und diejenigen mit Dehiszenz der hypotympanalen Knochenplatte. Bei Dehiszenz der hypotympanalen Knochenplatte kann es zu einer divertikelartigen Ausstülpung der supero-lateralen Abschnitte des Bulbus venae jugularis in das Hypotympanon kommen [16]. Koronare hochauflösende Schnitte lassen in diesen Fällen eine rundliche Masse im Bereiche des Hypotympanon erkennen, welche jedoch durch die Dehiszenz der hypotympanalen Knochenplatte mit dem Bulbus venae jugularis in Verbindung steht (Abb. 15). Differentialdiagnostisch muß dieser Befund von einem Glomus jugulare-Tumor, der sich sekundär in das Hypotympanon ausdehnt, abgegrenzt werden. Im Gegensatz zum Glomus jugulare-Tumor sind jedoch bei dieser vaskulären Anomalie die knöchernen Konturen des Foramen jugulare nicht arrodiert, sondern intakt. Darüber hinaus weist die Masse im Bereiche des Hypotympanon die gleiche Dichte auf, wie der Bulbus der Vena jugularis sowohl vor als auch nach intravenöser Kontrastmittelapplikation.

Innerer Gehörgang und Kleinhirnbrückenwinkel

1 Untersuchungstechnik

Für die neuroradiologische Untersuchung des inneren Gehörgangs und des Kleinhirnbrückenwinkels hat sich – im Gegensatz zum Mittelohr – die Kernspintomographie bewährt. Die bisherige Erfahrung zeigt, daß drei technische Parameter erfüllt sein müssen, damit die Kernspintomographie die hochauflösende Computertomographie für die Untersuchung des inneren Gehörgangs und Kleinhirnbrückenwinkels ersetzt. Diese Parameter sind

1. hohe Feldstärken von mindestens 1,5 T, welche das Signal zu Rauschverhältnis gegenüber Anlagen mit niedrigen Magnetfeldern erheblich verbessern
2. die Anwendung von speziellen Oberflächenspulen, die die räumliche und Kontrastauflösung gegenüber üblichen Kopfspulen vergrößern und
3. die routinemäßige Anwendung des intravenös applizierten paramagnetischen Kontrastmittels Gadolinium-DTPA, welches die Erfassung von kleinsten pathologischen Läsionen, aber auch die Abbildung normaler Strukturen verbessert.

Vorausgesetzt, daß diese drei technischen Bedingungen erfüllt sind, kann in der Regel die Kernspintomographie allein für die Untersuchung dieser Region eingesetzt werden. Die vor der Einführung der Kernspintomographie zur Verfügung gestandene empfindlichste computertomographische Methode zur Abbildung der normalen Anatomie im inneren Gehörgang und Kleinhirnbrückenwinkel einschließlich seiner neurovaskulären Beziehungen sowie zur Erfassung von kleinen Läsionen des inneren Gehörgangs, nämlich die Luft-CT-Zisternographie, wurde inzwischen von der Kernspintomographie vollständig ersetzt.

Für die Untersuchung des inneren Gehörgangs und des Kleinhirnbrückenwinkels sind Spinechosequenzen mit T_1- und T_2-Gewichtung erforderlich. Für die T_1-Gewichtung, welche die topographischen Beziehungen im inneren Gehörgang und im Kleinhirnbrückenwinkel am besten wiedergibt, haben sich Repetitionszeiten von 300–400 ms und Echozeiten von 15–20 ms bewährt. Für die T_2-Gewichtung sind Repetitionszeiten von 2 000 ms und Echozeiten von 50 bzw. 100 ms notwendig. Die T_1-gewichteten Serien werden zusätzlich mit Oberflächenspulen durchgeführt, wodurch das räumliche und Kontrastauflösungsvermögen der abgebildeten Gegend erhöht wird. Um die feinen neurovaskulären Strukturen dieser Gegend ohne partielles Volumenphänomen abzubilden und um kleinste intrakanalikuläre Läsionen zu erkennen, ist die Anwendung von dünnen Schichten von max. 3 mm Dicke notwendig. Die T_1-gewichteten Aufnahmen werden in jedem Fall in koronarer und axialer Schnittrichtung durchgeführt. Die T_2-gewichteten Serien werden in axialer Schnittführung durchgeführt. Für die topographische Analyse von großen Läsionen im Bereich des Kleinhirnbrückenwinkels sind häufig zusätzliche sagittale Aufnahmen mit T_1-Gewichtung erforderlich. Die T_1-gewichteten Serien werden nach intravenöser Gabe von Gadolinium-DTPA in einer Konzentration von 0,2 mmol/kg Körpergewicht durchgeführt.

2 Normale Anatomie [29]

Die Kernspintomographie ermöglicht eine optimale Darstellung der normalen parenchymalen, neuronalen, vaskulären und zisternalen Anatomie des Kleinhirnbrückenwinkels sowie des inneren Gehörgangs. Das Felsenbein, die ossären Konturen des inneren Gehörgangs und die Hinterfläche des Felsenbeins weisen sowohl auf T_1- als auch auf T_2-gewichteten Aufnahmen eine sehr niedrige Signalintensität auf und erscheinen deswegen dunkel bzw. schwarz. Da die benachbarten Strukturen wie Liquor, Kleinhirn und die Nerven eine höhere Signalintensität aufweisen, lassen sich auf kernspintomographischen Aufnahmen Form und Größe des inneren Gehörgangs sowie die hintere Begrenzung des Felsenbeins präzis beurteilen. Am inneren Gehörgang werden unterschieden der medial gelegene Porus acusticus internus, der Kanal selbst und der lateral gelegene Fundus. Im Fundus unterteilt die horizontal gelegene Crista falciformis den inneren Gehörgang in ein kleineres oberes und in ein größeres unteres Kompartiment. Das obere Kompartiment wird durch eine obere Crista verticalis (sog. Bill's bar) in ein vorderes und unteres Kompartiment unterteilt. Auf ähnliche Weise unterteilt eine kleine Crista verticalis inferior das untere Kompartiment ebenfalls in einen vorderen und hinteren Abschnitt. Somit setzt sich der Fundus des inneren Gehörgangs aus vier Kompartimenten zusammen. Das antero-superiore Kompartiment enthält den Nervus facialis, das antero-inferiore Kompartiment den Nervus cochlearis, das postero-superiore Kompartiment den Nervus vestibularis superior und das postero-inferiore Kompartiment den Nervus vestibularis inferior. Die Kernspintomographie ermöglicht es, sowohl den zisternalen als auch den intrameatalen Verlauf des Nervus vestibulo-cochlearis sowie des Nervus facialis direkt abzubilden. Die

Nerven verhalten sich dabei ähnlich wie die weiße Substanz des Gehirns. Auf T_1-gewichteten Bildern weisen die Nerven eine in bezug zum Liquor erhöhte Signalintensität auf, während auf T_2-gewichteten Bildern die Nerven eine im Vergleich zum eine hohe Signalintensität aufweisenden Liquor niedrige Signalintensität aufweisen. Für die optimale Abbildung des zisternalen und intrameatalen Abschnittes des Nervus vestibulo-cochlearis und des ventral davon gelegenen Nervus facialis haben sich dünne T_1-gewichtete Bilder, welche mit Oberflächenspulen angefertigt werden, bewährt. Im Kleinhirnbrückenwinkel läßt sich die Begrenzung dieses Raumes auf T_1-gewichteten Bildern besser als auf T_2-gewichteten Bildern erkennen. Sie wird gebildet medial durch die laterale Kontur der Pons, gegen hinten durch die ventrale Kontur des Flocculus und gegen lateral durch die Hinterfläche des Felsenbeins. Im ventralen Abschnitt des Kleinhirnbrückenwinkels ist auf T_1-gewichteten Aufnahmen häufig der Nervus trigeminus zu erkennen. Die Nervi vestibulo-cochlearis und facialis lassen sich auf axialen Aufnahmen besser als auf koronaren darstellen (Abb. 16 und 17). Dies wird bedingt durch den im Bezug zur koronaren Ebene schrägen Verlauf dieser Nerven, so daß sie bei koronaren Schnitten jeweils in einem kurzen Segment ihres Verlaufs getroffen werden (Abb. 18).

Von den vaskulären Strukturen des Kleinhirnbrückenwinkels lassen sich regelmäßig zwei anatomisch und chirurgisch wichtige Gefäße erkennen, nämlich die Schlinge der Arteria cerebellaris anterior inferior in der Nähe des Porus acusticus internus sowie die Vena petrosa Dandy im oberen Kompartiment des Kleinhirnbrückenwinkels. Die Schlinge der Arteria cerebellaris anterior inferior läßt sich auf axialen Aufnahmen besser als auf koronaren erkennen (Abb. 19). Sie befindet sich in 53% der Fälle außerhalb des Porus acusticus internus, in 25% der Fälle am Porus acusticus internus, und in 22% der Fälle weist sie eine intrameatale Lage auf. Die Schlinge der Arteria cerebellaris anterior inferior ist auf dünnen T_2-gewichteten Aufnahmen besser als auf T_1-gewichteten Aufnahmen zu erkennen. Bei T_2-gewichteten Aufnahmen erscheint sie als eine gebogene dünne Struktur fehlender Signalintensität innerhalb des eine hohe Signalintensität aufweisenden Liquors der Cisterna pontocerebellaris und des inneren Gehörgangs. Die Vena petrosa Dandy läßt sich regelmäßig auf koronaren T_1-gewichteten Schnitten erkennen. Aufgrund des langsamen Blutflusses in diesem relativ großen venösen Gefäß kommt es häufig zu einer Signalintensitätsverstärkung, weswegen diese Vene als eine punktförmige Hyperintensität zum Vorschein kommt.

Abb. 16. Axialer T₁-gewichteter kern-spintomographischer Schnitt durch den Kleinhirnbrückenwinkel. Darstellung des gesamten Verlaufs des Nervus cochlearis *(c)* und des Nervus vestibularis inferior *(vi)*

Abb. 17. Axialer T₁-gewichteter kern-spintomographischer Schnitt durch den Kleinhirnbrückenwinkel mit Darstellung des Nervus facialis *(f)* und des Nervus vestibularis superior *(vs)*

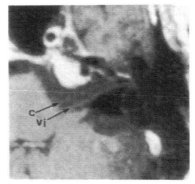
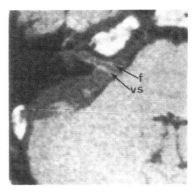

Abb. 16   **Abb. 17**

Abb. 18. Koronarer T₁-gewichteter kern-spintomographischer Schnitt. Darstellung des intrameatalen Abschnittes des Nervus vestibularis superior *(weißer Pfeilkopf)* und des Nervus vestibularis inferior *(dicker weißer Pfeil)*. Im Klein-hirnbrückenwinkel ist die Vena petrosa Dandy *(schwarzer Pfeil)* zu erkennen. Die *schwarzen Pfeilköpfe* bezeichnen das Tentorium. Der lange *dünne weiße Pfeil* bezeichnet das tympanale Segment des Nervus facialis

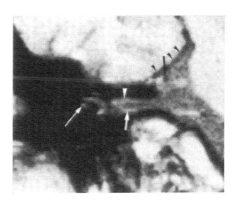

Abb. 18

Abb. 19 a, b. T₂-gewichteter kernspinto-mographischer Schnitt durch den Klein-hirnbrückenwinkel (**a**). Die Schlinge der Arteria cerebellaris anterior inferior *(schwarze Pfeile)* liegt am Porus acusti-cus internus. Von ihr geht die dünne Ar-teria labyrinthi *(weiße Pfeile)* ab. Ver-gleiche die anatomische Darstellung in **b**. Die *weißen Pfeilköpfe* bezeichnen die Schlinge der Arteria cerebellaris anterior inferior und der *dünne weiße Pfeil* die Ar-teria labyrinthi

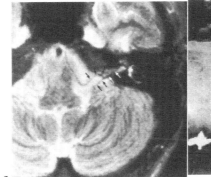
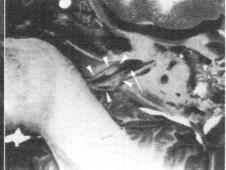

3 Pathologische Befunde [29]

Im Kleinhirnbrückenwinkel und im inneren Gehör-gang kommen primäre Tumoren vor, welche von den anatomischen Strukturen des Kleinhirnbrückenwin-kels und des inneren Gehörgangs ausgehen (Neurino-me, Meningeome, Epidermoide, usw.), sekundäre Tu-moren, die aus den benachbarten Strukturen in den Kleinhirnbrückenwinkel bzw. inneren Gehörgang hineinwachsen (Glomus jugulare-Tumoren, Chon-drome, Chordome, zerebelläre Tumoren), Metastasen hämatogener Entstehung sowie vaskuläre Läsionen (Aneurysmen, Gefäßmißbildungen, Gefäßanomali-en). Die Empfindlichkeit der Kernspintomographie für den Nachweis von kleinsten Läsionen im Klein-hirnbrückenwinkel und inneren Gehörgang sowie ihre Empfindlichkeit für den Nachweis fließenden Blutes macht sie zur Methode der Wahl für die neuroradiolo-gische Abklärung aller im Kleinhirnbrückenwinkel und inneren Gehörgang vorkommenden pathologi-schen Läsionen.

Der häufigste Tumor des Kleinhirnbrückenwinkels ist mit 40–90% das Akustikusneurinom. Der zweithäufigste Tumor ist das Meningeom, welches in 6–10% aller Kleinhirnbrückenwinkeltumoren vorkommt. Alle anderen Läsionen sind sehr selten.

3.1 Akustikusneurinome

Akustikusneurinome machen 5–10% aller intrakraniellen Tumoren und 70–90% aller Kleinhirnbrückenwinkeltumoren aus. Am häufigsten entstehen Akustikusneurinome aus dem Nervus vestibularis superior, und zwar an jener Übergangszone des Nerves, wo die Gliazellen in Schwannsche Zellen übergehen. In der Regel befindet sich diese Übergangszone im intrameatalen Abschnitt des Nerves, weswegen Akustikusneurinome in der überwiegenden Mehrzahl der Fälle im inneren Gehörgang entstehen. Selten befindet sich jedoch diese Übergangszone innerhalb des Kleinhirnbrückenwinkels. In diesen Fällen entsteht das Akustikusneurinom primär im Kleinhirnbrückenwinkel und befällt nicht den inneren Gehörgang (sog. medialer Typ des Akustikusneurinoms).

Kernspintomographisch können Akustikusneurinome, je nach ihrer Größe, in 3 Typen unterteilt werden. Typ 1 entspricht dem kleinen, ausschließlich intrameatal lokalisierten Akustikusneurinom. Es wird in der Regel von der mittleren Schädelgrube mikro-otochirurgisch entfernt. Typ 2 entspricht dem Akustikusneurinom, welches den inneren Gehörgang vollständig ausfüllt und um wenige mm in den Kleinhirnbrückenwinkel hineinragt. Es wird vollständig vom Liquor umgeben. Typ 2 Akustikusneurinome werden in der Regel auf translabyrinthärem Weg entfernt. Typ 3 Akustikusneurinome füllen den inneren Gehörgang aus und dehnen sich im Kleinhirnbrückenwinkel so weit aus, daß sie nicht mehr vollständig vom Liquor umspült werden. An einer oder mehreren Stellen kommen sie bereits in Kontakt mit der lateralen Kontur des Pons bzw. des Flocculus. Typ 3 Akustikusneurinome können auf transotischem Wege entfernt werden. Größere Akustikusneurinome bewirken eine Kompression von Pons und Kleinhirn und werden auf neurochirurgischem (lateral subokzipitalem) Weg entfernt.

Auf T_1-gewichteten Aufnahmen weisen kleine und mittelgroße Akustikusneurinome in der Regel eine ähnliche oder leicht niedrigere Signalintensität auf wie das Kleinhirnparenchym. Nach intravenöser Kontrastmittelapplikation des paramagnetischen Mittels Gadolinium-DTPA erfahren Akustikusneurinome aufgrund der T_1- und T_2-Verkürzung eine intensive und in der Regel homogene Signalintensitätserhöhung (Abb. 20 und 21). Dadurch lassen sich diese Tumoren

einwandfrei von dem sie umgebenden Liquor, aber auch vom Kleinhirn und Ponsparenchym abgrenzen. Insbesondere gelingt dabei die Evaluation der topographischen Beziehung des intrameatal oder leicht in dem Kleinhirnbrückenwinkel hineinragenden Tumors zu den benachbarten Nerven. Dabei wird meistens der Nervus facialis gegen den antero-superioren Pol des Tumors verlagert, während der Nervus vestibulo-cochlearis keine Verlagerung aufweist und sich in die mediale Kontur des Tumors verliert. Durch die Verwendung dünner Schichten von 2,5–3 mm ist es möglich, die Topographie des Tumors im Bereich des Fundus präzis zu analysieren. So gelingt es nachzuweisen, ob der Tumor eine Druckarrosion am Fundus bewirkt. Auch die Beziehung der lateralen Kontur des Tumors zum benachbarten labyrinthären Segment des Canalis nervi facialis sowie zum Ganglion geniculi läßt sich dabei in der Regel beurteilen. Nach intravenöser Kontrastmittelapplikation ist es möglich, mikrozystische Veränderungen innerhalb des Tumors als Areale fehlender Verstärkung der Signalintensität nachzuweisen. Auch kann die Beziehung des lateralen Tumorpols zu der Cochlea sowie zum Vestibulum beurteilt werden (Abb. 22–24). Die bei auch kleinen Akustikusneurinomen hervorgerufene Ausweitung des inneren Gehörgangs läßt sich kernspintomographisch einwandfrei nachweisen.

Größere Akustikusneurinome weisen häufig makrozystische Veränderungen auf, die sich insbesondere auf den Kontrastmittel verstärkten Schnitten nachweisen lassen. Da die Kernspintomographie empfindlich ist für den Nachweis von frischen und älteren Blutungen, eignet sie sich ebenfalls zum Nachweis von intratumoralen Einblutungen bei Akustikusneurinomen. In der Peripherie des Tumors können punktförmige Hypointensitäten beobachtet werden. Sie entsprechen dilatierten Kapselvenen und weisen auf eine besonders starke Vaskularisation des Tumors hin. In diesen Fällen ist die Durchführung einer intraarteriellen digitalen Subtraktionsangiographie der Arteria vertebralis, aber auch der meningealen Äste der Arteria carotis externa, welche den Kleinhirnbrückenwinkel versorgen, indiziert. Bestätigt sich dabei der Verdacht der starken Vaskularisation des Tumors, so kann eine präoperative Embolisation durchgeführt werden. Besonders häufig werden Akustikusneurinome vom neuromeningealen Ast der Arteria pharyngea ascendens versorgt.

Axiale, koronare und sagittale Schnitte ermöglichen die topographische Analyse und die Beurteilung der Wachstumsrichtung großer Akustikusneurinome. Insbesondere können dabei die Beziehungen des Tumors zu der Medulla oblongata, zum Foramen jugulare, zum Foramen magnum aber auch zum Tentorium beurteilt werden. Akustikusneurinome vom medialen

Abb. 20 a, b. Kernspintomographische Darstellung eines ausschließlich intrameatal gelegenen Akustikusneurinoms **(a)**. Natives Kernspintomogramm. Der Tumor weist eine leicht niedrigere Signalintensität auf als das Hirnparenchym. Beachte den ventral verlaufenden Nervus facialis *(dünner Pfeil)* und den dorsal verlaufenden Nervus vestibulacochlearis *(dicker Pfeil)*, **(b)** Gadolinium-DTPA verstärktes Kernspintomogramm. Der Tumor weist eine intensive und homogene Signalintensitätsverstärkung auf

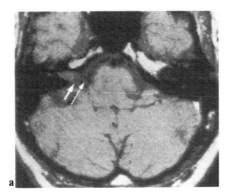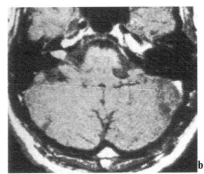

Abb. 21. Kernspintomographische Darstellung eines sich um wenige mm im Kleinhirnbrückenwinkel ausdehnenden Akustikusneurinoms. Der Tumor zeigt eine homogene und intensive Signalintensitätserhöhung nach Applikation von Gadolinium-DTPA. Der Nervus vestibulo-cochlearis verschwindet in der medialen Kontur des Tumors *(großer Pfeil)*. Der Nervus facialis *(kleine weiße Pfeile)* wird nach vorne verlagert

Abb. 22. Kleines um wenige mm in den Kleinhirnbrückenwinkel hineinragendes Akustikusneurinom. Der Tumor weist eine intensive und homogene Signalintensitätserhöhung auf nach Applikation von Gadolinium-DTPA. Der Nervus facialis wird gegen antero-superior verlagert *(dicke Pfeile)*. Beachte die Beziehung des lateralen Tumorpols zur Cochlea *(Pfeilkopf)* und zum Vestibulum *(dünner langer Pfeil)*

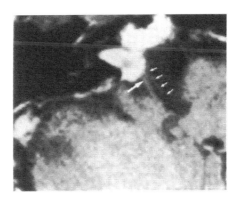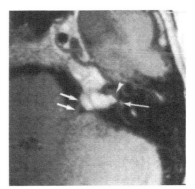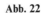

Abb. 21   **Abb. 22**

Abb. 23. Kontastmittelverstärkte kernspintomographische Darstellung eines mittelgroßen intra- und extrameatalen Akustikusneurinoms. Die gestrichelte schwarze Linie bezeichnet die Ebene des Porus acusticus internus. Der extrameatale Tumoranteil wird von einer dünnen Liquorschicht umgeben. Im hinteren intrameatalen Abschnitt des Tumors ist eine kleine nicht kontrastmittelaufnehmende Zyste zu erkennen *(schwarzer Pfeilkopf)*. Der Nervus vestibulo-cochlearis *(dicker Pfeil)* verschwindet in der medialen Tumorperipherie. Der Nervus facialis *(doppelt gekreuzter dicker weißer Pfeil)* wird nach antero-superior verlagert. Der laterale Tumorpol erreicht den Fundus. Der Nervus vestibularis ist in seinem labyrinthären Anteil *(einfach gekreuzter langer weißer Pfeil)* normal. Der *große Pfeilkopf* bezeichnet das Vestibulum. Die *kleinen Pfeilköpfe* bezeichnen den Canalis semicircularis lateralis. Der *dünne lange weiße Pfeil* bezeichnet das labyrinthäre Segment des Nervus facialis. Der *schwarze Pfeil* bezeichnet das Ganglion geniculi. Die *kurzen kleinen Pfeile* bezeichnen das tympanale Segment des Nervus facialis

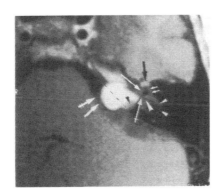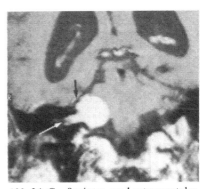

Abb. 23

Abb. 24. Großes intra- und extrameatales Akustikusneurinom. Koronares T_1-gewichtetes Gadolinium-DTPA-verstärktes Kernspintomogramm. Beachte die intakte Crista falciformis im Fundus des inneren Gehörgangs *(weißer Pfeil)*. Der *schwarze Pfeil* bezeichnet die Vena petrosa Dandy

Typ dehnen sich in der Regel nicht im inneren Gehörgang aus. In diesen Fällen zeigt die Kernspintomographie typischerweise einen normal weiten inneren Gehörgang, in welchem die Nervi vestibulo-cochlearis und facialis zu erkennen sind.

3.2 Meningeom

Das Meningeom stellt den zweithäufigsten Tumor des Kleinhirnbrückenwinkels dar. Meningeome des Kleinhirnbrückenwinkels gehen von arachnoidalen Zellnestern der Dura der Hinterwand des Felsenbeins aus. Aus diesem Grunde weisen Meningeome des Kleinhirnbrückenwinkels einen breitflächigen Kontakt zur Hinterwand des Felsenbeins auf. Dies ist das wichtigste differentialdiagnostische Unterscheidungskriterium gegenüber anderen Tumoren des Kleinhirnbrückenwinkels und vor allem gegenüber dem Akustikusneurinom, welches einen nur kurzstreckigen Kontakt zur Hinterfläche des Felsenbeins aufweist. Aus diesem Grunde ist beim Meningeom der Winkel zwischen Hinterfläche des Felsenbeins und Tumors in der Regel offen, während dieser Winkel bei Akustikusneurinomen spitz ist. Auf T_1-gewichteten Aufnahmen weisen Meningeome eine ähnliche oder leicht niedrigere Signalintensität als das Hirnparenchym auf. Nach intravenöser Gabe von paramagnetischem Gadolinium-DTPA erfahren Meningeome eine intensive und homogene Signalintensitätsverstärkung (Abb. 25). Meningeome, die im Kleinhirnbrückenwinkel lokalisiert sind, dehnen sich nur selten sekundär im inneren Gehörgang aus. Nach intravenöser Gabe von Gadolinium-DTPA kann eine intrameatale Ausdehnung des Tumors zuverlässig erkannt werden (Abb. 25). In den Fällen, bei denen das Meningeom sekundär im inneren Gehörgang vorwächst, kommt es zum Nachweis einer intrameatalen Signalintensitätsverstärkung. Nur selten führt die intrameatale Ausdehnung eines Meningeoms zu einer signifikanten Ausweitung des inneren Gehörgangs. Die überwiegende Mehrheit der Meningeome des Kleinhirnbrückenwinkels und des inneren Gehörgangs verursachen reaktiv eine umschriebene Exostose am Knochen. Wie aus intraoperativen Beobachtungen hervorgeht, befindet sich diese Exostose am Ursprungsort des Tumors. Durch diese Exostose treten die duralen Gefäße in das Tumorinnere hinein. Während größere und mittelgroße Exostosen an der Hinterwand des Felsenbeins oder am Porus acusticus internus mit der Kernspintomographie erfaßt werden können, entgehen in der Regel kleinste Exostosen dem kernspintomographischen Nachweis. In diesen Fällen ist zur Erhärtung der Diagnose die Durchführung einer hochauflösenden Computertomographie angezeigt (Abb. 26). Meningeome des

Kleinhirnbrückenwinkels weisen häufig in ihrer Peripherie sowohl auf T_1- als auch auf T_2-gewichteten Aufnahmen einen hypointensen Randsaum auf. Er entspricht den dilatierten Kapselvenen des Tumors. Große Meningeome können sich nach kaudal in das Foramen magnum oder nach ventral in das Cavum Meckeli ausdehnen. Diese sekundäre Ausdehnung der Meningeome läßt sich auf koronaren, sagittalen und axialen kernspintomographischen Aufnahmen nachweisen.

Meningeome des Kleinhirnbrückenwinkels sind häufig stark vaskularisiert. Aus diesem Grunde ist bei Meningeomen des Kleinhirnbrückenwinkels die Durchführung einer intraarteriellen digitalen Subtraktionsangiographie mit anschließender präoperativer Embolisation angezeigt. Je nach ihrem Ausgangspunkt aus der Hinterfläche des Felsenbeins und ihrer Größe erhalten Meningeome der Hinterfläche des Felsenbeins ihre arterielle Versorgung aus klivalen und kavernösen Ästen der ipsilateralen Arteria carotis interna, aus dem petrösen Ast der Arteria meningica media, aus dem neuromeningealen Ast der Arteria pharyngea ascendens sowie aus dem meningealen Ast der Arteria occipitalis. Meningeome, welche bereits in engem Kontakt mit der Oberfläche des Pons und des Kleinhirns stehen, erhalten eine zusätzliche piale Versorgung aus Ästen der Arteria basilaris und vertebralis.

3.3 Epidermoid

Das Epidermoid ist der dritthäufigste Tumor des Kleinhirnbrückenwinkels. Epidermoide machen 3–6% aller Tumoren des Kleinhirnbrückenwinkels aus. Epidermoide weisen auf T_1-gewichteten Aufnahmen eine niedrige, dem Liquor ähnliche Signalintensität und auf T_2-gewichteten Aufnahmen eine deutlich hohe Signalintensität auf. Dieses Signalintensitätsverhalten ist nicht pathognomonisch für Epidermoide, wird es doch auch bei Arachnoidalzysten beobachtet. Im Gegensatz zu Arachnoidalzysten zeichnen sich jedoch Epidermoide durch eine zisternale Ausbreitung aus, indem sie in die präformierten Subarachnoidalräume hineinwachsen. Im Gegensatz zu Arachnoidalzysten haben Epidermoide die Tendenz, die größeren Gefäße zu ummauern und nicht zu verlagern. So ist es nicht selten möglich, innerhalb des Tumors die Schlinge der Arteria cerebellaris anterior inferior oder die Arteria basilaris zu erkennen. Epidermoide können eine Druckarrosion an der Hinterfläche des Felsenbeins hervorrufen, ähnlich wie Arachnoidalzysten.

Differentialdiagnostisch muß das Epidermoid vom sehr seltenen Lipom abgegrenzt werden. Lipome weisen sowohl auf T_1- als auch auf T_2-gewichteten

Abb. 25 a–c. Meningeom des inneren Gehörgangs und Kleinhirnbrückenwinkels. **a** Axialer Gadolinium-DTPA-verstärkter T_1-gewichteter kernspintomographischer Schnitt. Der Tumor füllt den inneren Gehörgang aus *(Pfeilköpfe)*. Er befällt zudem den Kleinhirnbrückenwinkel. Hier weist er einen breitflächigen Kontakt zur Hinterfläche des Felsenbeins auf *(kleine Pfeile)*. **b** Koronarer T_1-gewichteter Gadolinium-DTPA-verstärkter kernspintomographischer Schnitt. Die *Pfeilköpfe* bezeichnen die Ausdehnung des Tumors. Die Crista falciformis *(Pfeil)* ist intakt. **c** Hochauflösender computertomographischer Schnitt beim gleichen Fall. Beachte die Exostose am Dach des inneren Gehörgangs, hervorgerufen durch das Meningeom *(Pfeil)*

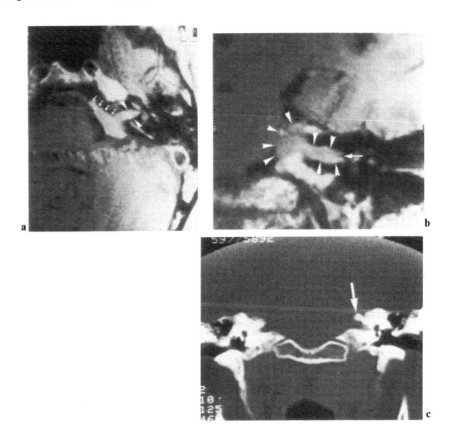

Abb. 26 a, b. Meningeom des inneren Gehörgangs. **a** Koronarer hochauflösender computertomographischer Schnitt. Beachte die Erweiterung des inneren Gehörgangs sowie die kleine Exostose am Boden des inneren Gehörgangs *(schwarzer Pfeil)*. **b** Axiales hochauflösendes Luft-CT-Cisternogramm. Der intrameatale Tumor erweitert den inneren Gehörgang. Eine kleine Exostose ist an der Vorderwand des inneren Gehörgangs zu erkennen *(schwarzer Pfeil)*

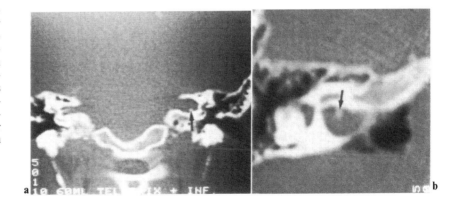

Aufnahmen eine hohe Signalintensität auf. Sie sind in der Regel kugelig konfiguriert und viel kleiner als Epidermoide, welche in der Regel eine beträchtliche Größe erreichen, bevor sie klinische Symptome verursachen.

3.4 Andere Neurinome des Kleinhirnbrückenwinkels

Im Kleinhirnbrückenwinkel kommen auch Neurinome, welche aus den weiteren, im Kleinhirnbrücken-

winkel verlaufenden Nerven, oder aus benachbarten, außerhalb des Kleinhirnbrückenwinkels gelegenen Nerven hervorgehen. Dazu gehören das Neurinom des N. trigeminus (s. Abschn. Pyramidenspitze 3) sowie die Neurinome der kaudalen Hirnnervengruppe (s. Abschn. Foramen jugulare 3.2).

Ein typisches, aber sehr seltenes Neurinom des inneren Gehörgangs stellt das Neurinom des Nervus facialis dar. Die Mehrzahl der Neurinome des Nervus facialis gehen vom Ganglion geniculi aus und dehnen sich von hier sowohl in das labyrinthäre als auch in

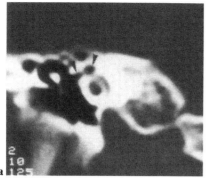 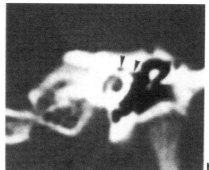

Abb. 27 a, b. Neurinom des Nervus facialis im Ganglion geniculi. Koronarer hochauflösender computertomographischer Schnitt. Das Ganglion geniculi ist auf der befallenen Seite (**a**) stark ausgeweitet *(Pfeilköpfe)*. Auf der normalen Gegenseite (**b**) erscheint das Ganglion geniculi normal *(Pfeilköpfe)*

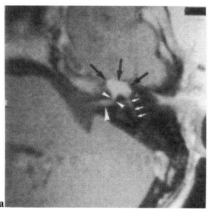 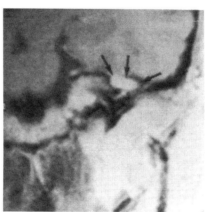

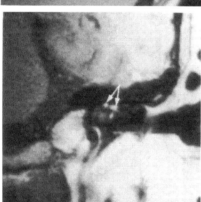

Abb. 28 a–c. Vom Ganglion geniculi sich sekundär im inneren Gehörgang ausdehnendes Fazialisneurinom. **a** T_1-gewichtetes Gadiolinium-DTPA-verstärktes axiales Kernspintomogramm. Im Ganglion geniculi liegt ein ovalärer, intensiv und homogen kontrastmittelaufnehmender Tumor vor *(schwarze Pfeile)*. Er dehnt sich durch Ausweitung des Labyrinthären Segments (zwischen den *kleinen Pfeilköpfen*) im inneren Gehörgang *(großer Pfeilkopf)* aus. Das tympanale Segment *(kleine weiße Pfeile)* ist normal. **b** Koronarer kernspintomographischer Schnitt beim gleichen Fall. Darstellung des Tumors im Ganglion geniculi *(schwarze Pfeile)*. **c** Normales Kernspintomogramm durch das Ganglion geniculi *(Pfeile)*

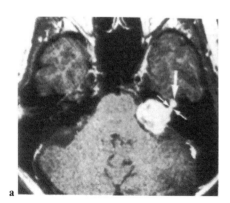 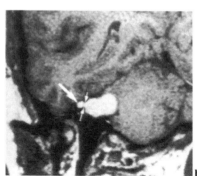

Abb. 29 a, b. Großes Fazialisneurinom im Kleinhirnbrückenwinkel. Axiales (**a**) und koronares (**b**) T_1-gewichtetes Gadolinium-DTPA-verstärktes Kernspintomogramm. Der Tumor füllt den Kleinhirnbrückenwinkel und den inneren Gehörgang aus. Der innere Gehörgang ist stark ausgeweitet. Er dehnt sich durch Ausweitung des labyrinthären Segments des Fazialiskanals (zwischen den *weißen Pfeilen*) im Ganglion geniculi *(großer weißer Pfeil)*

Abb.30 a–d. Partiell thrombosiertes Aneurysma der Arteria cerebellaris anterior inferior im Kleinhirnbrückenwinkel. **a** Axiales kontrastmittelverstärktes Computertomogramm. Zur Darstellung gelangt eine rundliche, partiell kontrastmittelaufnehmende Masse im Kleinhirnbrückenwinkel. **b** Axiales T₁-gewichtetes Kernspintomogramm. Rundliche Masse im Kleinhirnbrückenwinkel bestehend aus einem Areal fehlender Signalintensität *(Pfeil)* sowie einem größeren Areal hoher Signalintensität *(Pfeilköpfe)*. Die gleiche Morphologie läßt sich auf dem koronaren Kernspintomogramm erkennen (**c**). Das Areal fehlender Signalintensität entspricht dem offenen und dasjenige hoher Signalintensität dem thrombosierten Abschnitt des Aneurysmas. **d** Intraarterielle digitale Subtraktionsangiographie der rechten Arteria vertebralis bestätigt das Vorliegen eines Aneurysmas *(großer Pfeil)* der Arteria cerebellaris anterior inferior *(kleine Pfeile)*

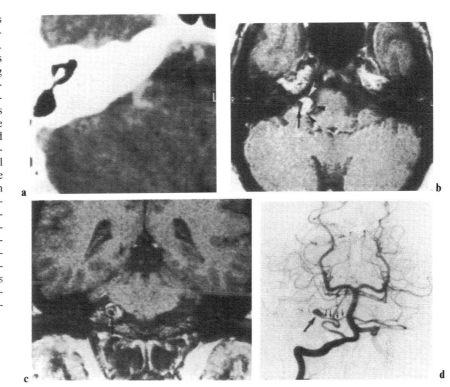

das tympanale Segment aus (Abb. 27 und 28). Vom labyrinthären Segment kann der Tumor durch Weiterwachstum den inneren Gehörgang und von hier sogar den Kleinhirnbrückenwinkel erreichen (Abb. 29). Fazialisneurinome, welche primär vom zisternalen Segment des Nervus facialis ausgehen, sind extrem selten. Gadolinium-DTPA-verstärkte T₁-gewichtete kernspintomographische Bilder lassen sowohl den Tumor entlang des Verlaufs des meatalen labyrinthären und ganglionären Abschnittes des Nervus facialis als auch die durch das Tumorwachstum bedingte Erweiterung des Fazialiskanals einwandfrei erkennen und somit die Diagnose sichern. Bei Tumoren des Nervus facialis, insbesondere denjenigen, die die Gegend des Ganglion geniculi befallen, muß differentialdiagnostisch sowohl das Hämangiom als auch das Meningeom in Erwägung gezogen werden. Beide Tumoren sind jedoch umschriebener als Fazialisneurinome und lassen die typische Ausbreitung entlang längerer Strecken des Nerves vermissen.

3.5 Vaskuläre Läsionen

Zu den vaskulären Läsionen des Kleinhirnbrückenwinkels gehören Aneurysmen, arteriovenöse Gefäßmißbildungen und die megadolichobasiläre Anomalie. Da die Kernspintomographie empfindlich für die Darstellung von fließendem Blut ist, gelingt es mit dieser Methode, die vaskulären Läsionen des Felsenbeins aufgrund des fehlenden Signals aus den Gefäßen direkt abzubilden und so morphologisch zu analysieren. Aufgrund der bisherigen Erfahrungen weist die kontrastmittelverstärkte Computertomographie keine diagnostischen Vorteile gegenüber der Kernspintomographie im Nachweis von vaskulären Läsionen in diesem Bereich auf. Kleine Aneurysmen im Kleinhirnbrückenwinkel entstehen aus dem peripheren Segment der Arteria cerebellaris anterior inferior, während große Aneurysmen in der Regel aus der Arteria vertebralis, Arteria cerebellaris posterior inferior oder Arteria basilaris entstehen und sich sekundär im Kleinhirnbrückenwinkel ausdehnen.

Aneurysmen erscheinen auf dem Kernspintomogramm als rundliche Gebilde fehlender Signalintensität. Kleinere Aneurysmen werden im Kleinhirnbrückenwinkel von Liquor umspült. Größere Aneurysmen können eine Druckarrosion an der Hinterfläche des Felsenbeins verursachen. Areale hoher Signalintensität innerhalb des Aneurysmalumens weisen auf eine partielle Thrombosierung des Aneurysmas hin (Abb. 30). Periphere Aneurysmen der Arteria cerebellaris anterior inferior können mit der Zeit spontan thrombosieren.

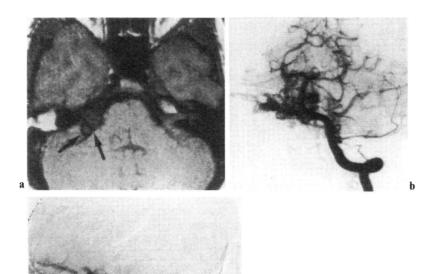

Abb. 31 a–c. Piale arteriovenöse Gefäßmißbildung im Kleinhirnbrückenwinkel.
a Das T_1-gewichtete axiale Kernspintomogramm zeigt dilatierte Gefäße im
Kleinhirnbrückenwinkel *(Pfeile)*. **b** In-
traarterialle digitale Subtraktionsangiographie der linken Arteria vertebralis bestätigt das Vorliegen einer Gefäßmißbildung im Kleinhirnbrückenwinkel. **c** In-
trarterielle digitale Subtraktionsaniogra-
phie nach superselektiver Katheterisierung der Arteria cerebellaris anterior inferior zeigt den Gefäßaufbau der Mißbildung

Arteriovenöse Gefäßmißbildungen im Bereich des Kleinhirnbrückenwinkels können entweder von pialen Gefäßen (Arteria cerebellaris anterior inferior und ihren Ästen) oder von duralen Gefäßen (Arteria pharyngea ascendens, Arteria meningica media, Arteria occipitalis, durale Äste der Arteria carotis interna) versorgt werden. Durale arteriovenöse Gefäßmißbildungen liegen in der Dura und sind computertomographisch nur ausnahmsweise sichtbar. Sie verursachen klinisch einen kernspin- sowie retroaurikulär wahrnehmbaren pulssynchronen Tinnitus. In diesen Fällen ist die Durchführung einer intraarteriellen digitalen Subtraktionsangiographie notwendig.

Piale arteriovenöse Gefäßmißbildungen verursachen kernspintomographisch ein typisches morphologisches Bild, bestehend aus dilatierten, gewunden verlaufenden Gefäßen im Kleinhirnbrückenwinkel (Abb. 31). T_2-gewichtete Aufnahmen sind empfindlicher als T_1-gewichtete Aufnahmen für den Nachweis von Gefäßmißbildungen im Kleinhirnbrückenwinkel.

Bei jedem Verdacht auf das Vorliegen einer Gefäßmißbildung im Bereich des Kleinhirnbrückenwinkels ist die intraarterielle digitale Subtraktionsangiographie unerläßlich. Dabei ist es notwendig, sowohl die Arteria vertebralis als auch die duralen Äste der ipsilateralen Arteria carotis externa zu katheterisieren. Piale arteriovenöse Gefäßmißbildungen im Kleinhirnbrückenwinkel werden obligat aus der Arteria cerebel-laris anterior inferior versorgt. Größere Gefäßmißbildungen erhalten zusätzlich arterielle Versorgung von hemisphärischen Ästen der Arteria cerebellaris posterior inferior sowie solchen der Arteria cerebellaris superior. Die venöse Drainage von Gefäßmißbildungen im Kleinhirnbrückenwinkel erfolgt über die Vena petrosa Dandy, aber auch über tiefe Venen des Recessus lateralis des IV. Ventrikels. Die superselektive Katheterisierung der versorgenden Äste mit Hilfe von Mikrokathetern ermöglicht eine präzise angioarchitektonische Analyse von Gefäßmißbildungen und bildet die Voraussetzung für deren endovaskuläre Behandlung mittels Embolisation.

Die megadolichobasiläre Anomalie kommt häufiger als die anderen vaskulären Läsionen des Kleinhirnbrückenwinkels vor. Es handelt sich dabei um eine Elongation und um einen tortuösen Verlauf der Arteria vertebralis und Arteria basilaris. Die gleichzeitig dilatierten Gefäße bilden eine größere Schlinge, welche im Bereiche des Kleinhirnbrückenwinkels kernspintomographisch nachzuweisen ist. Die megadolichobasiläre Anomalie kann zu Druckarrosionen der Hinterfläche des Felsenbeins bzw. zu einer Erweiterung des Porus acusticus internus führen. Das kernspintomographisch hervorgerufene Bild bei der megadolichobasilären Anomalie ist pathognomonisch genug, so daß sich in diesen Fällen die angiographische Bestätigung der Diagnose erübrigt.

Abb. 32 a, b. Anatomie des Foramen jugulare. **a** Axialer anatomischer Schnitt. **b** Hochauflösender computertomographischer Schnitt. *n:* Pars nervosa, *v:* Pars vascularis, *s:* knöchernes Septum zwischen Pars nervosa und Pars vascularis, *j:* Jacobsonscher Kanal, *c:* Canalis caroticus, *h:* Canalis nervi hypoglossi, *f:* mastoidales Segment des Canalis nervi facialis, *Fo:* Foramen ovale, *Fs:* Foramen spinosum

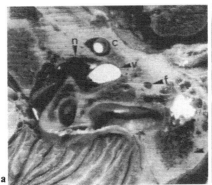
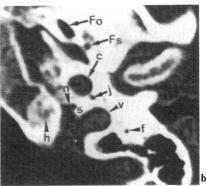

Foramen jugulare

1 Untersuchungstechnik

Für die Abklärung von Läsionen des Foramen jugulare nehmen hochauflösende kontrastmittelverstärkte Computertomographie und die Kernspintomographie eine komplementäre Rolle ein. Die Computertomographie ist in der Erfassung der komplexen ossären Anatomie und Topographie im Foramen jugulare und im Nachweis von kleinen Läsionen in diesem Bereich der Kernspintomographie überlegen. Für die Beurteilung der intrakraniellen Ausdehnung von Prozessen des Foramen jugulare, insbesondere in der Evaluation der Beziehung der extra- oder intraduralen Lage von Tumoren des Foramen jugulare, hat sich die Kernspintomographie als der Computertomographie jedoch überlegen erwiesen.

Die computertomographische Untersuchung des Foramen jugulare wird in axialer und koronarer Schnittführung mit dünnen Schnitten von 1,5–2 mm nach intravenöser Gabe eines jodhaltigen Kontrastmittels durchgeführt. Ähnlich wie für die Untersuchung des Felsenbeins sind hochauflösende Schnitte mit dem speziellen Knochenprogramm notwendig.

Die kernspintomographische Untersuchung wird mit T_1-Gewichtung (Repetitionszeit von 300–400 ms, Echozeit 15–20 ms) in axialer, koronarer und sagittaler Schnittführung durchgeführt. Die Untersuchung sollte nach intravenöser Injektion von Gadolinium-DTPA durchgeführt werden. Die Verwendung von Oberflächenspulen erhöht die Auflösung im Bereich des Foramen jugulare und seiner Umgebung. Ähnlich wie für den inneren Gehörgang sind auch für das Foramen jugulare dünne Schnitte von 2,5–3 mm Dikke notwendig.

2 Normale Anatomie

Das Foramen jugulare setzt sich aus zwei Teilen zusammen, einem kleineren ventro-medial gelegenen, Pars nervosa, und einem größeren postero-lateral gelegenen, Pars vascularis. Pars nervosa und Pars vascularis sind voneinander durch ein dünnes fibröses oder knöchernes Septum abgesetzt. Die Kontur des Foramen jugulare läßt sich sowohl auf Kernspintomogrammen als auch Computertomogrammen einwandfrei erkennen [6, 17a] (Abb. 32). Das die Pars vascularis von der Pars nervosa abtrennende Septum läßt sich hingegen besser auf computertomographischen Bildern erkennen. In der Pars nervosa verlaufen der Nervus glossopharyngeus sowie der Sinus petrosus inferior. In der Pars vascularis verlaufen der Nervus vagus und der Nervus accessorius. Der Hauptteil der Pars vascularis wird vom Bulbus der Vena jugularis eingenommen [8]. Ventral des Foramen jugulare liegt das Foramen caroticum. Unmittelbar posterolateral des Foramen caroticum läßt sich der Jacobsonsche Kanal erkennen. Posterior des Foramen jugulare ist sowohl auf computertomographischen als auch auf kernspintomographischen Aufnahmen der Sinus sigmoideus zu erkennen. Medial des Foramen jugulare liegt der Canalis nervi hypoglossi, in welchem der gleichnamige Nerv verläuft. Die Vena jugularis in der Pars vascularis und die Arteria carotis interna im Foramen caroticum erscheinen, wegen des Blutflusses, auf dem Kernspintomogramm als Strukturen mit fehlender Signalintensität. Bei Anwendung von Oberflächenspulen lassen sich der Nervus hypoglossus sowie der Nervus vagus als bandförmige Strukturen mit gleicher Signalintensität wie das Hirnparenchym im Foramen jugulare bzw. im Canalis nervi hypoglossi erkennen [7]. Die Computertomographie ist der Kernspintomographie in der Abbildung der kortikalen Kontur des Foramen jugulare sowie des Jakobsonschen Kanals überlegen. Sowohl kernspintomographisch als auch computertomographisch lassen sich Anatomie und Topographie des Foramen jugulare besser auf axialen als auf koronaren Aufnahmen beurteilen. Koronare Aufnahmen sind jedoch notwendig für die Beurteilung der hypotympanalen Knochenplatte zwischen Bulbus der Vena jugularis und Hypotympanon. Auch läßt sich die kortikale Kontur des Canalis nervi hypoglossi besser auf koronaren als auf axialen Aufnahmen beurteilen.

3 Pathologische Befunde

3.1 Glomus jugulare-Tumoren

Der Glomus jugulare-Tumor ist der häufigste Tumor des Foramen jugulare. Glomus jugulare-Tumoren gehen von Glomuskörperchen, welche in der Adventitia des Bulbus der Vena jugularis lokalisiert sind, aus. Es handelt sich dabei um infiltrativ wachsende, in der Regel nicht metastasierende, stark vaskularisierte Tumoren. Sie führen zu einer Vergrößerung des Foramen jugulare und frühzeitig bereits zu einer Arrosion seiner kortikalen Begrenzung. Vom Foramen jugulare wachsen Glomus jugulare-Tumoren durch Zerstörung der hypotympanalen Knochenplatte nach kranial in das Hypotympanon und Mesotympanon. Durch frühzeitige Zerstörung des Knochens zwischen Foramen caroticum und Foramen jugulare erreichen diese Tumoren das vertikale Segment der Arteria carotis interna. Von hier aus wachsen sie entlang des Karotiskanals im infralabyrinthären Kompartiment des Felsenbeins. Durch mediales Wachstum und durch Zerstörung des Canalis nervi hypoglossi dehnen sich Glomus jugulare-Tumoren im intrakraniellen Raum der hinteren Schädelgrube aus. Primär sind sie dabei extradural lokalisiert. Durch Weiterwachstum durchbrechen sie stellenweise die Dura und kommen auch intradural und somit in engem Kontakt mit dem Kleinhirn zu liegen.

Computertomographisch erscheinen Glomus jugulare-Tumoren als homogen und intensiv kontrastmittelaufnehmende Massen im Foramen jugulare [3, 17a, b]. Hochauflösende Aufnahmen lassen die zirkumferentielle Arrosion der kortikalen Kontur des Foramen jugulare sowie zusätzliche Arrosionen und Infiltrationen des infralabyrinthären Kompartiments des Felsenbeins aber auch des Canalis caroticus erkennen. Kernspintomographisch weisen Glomus jugulare-Tumoren auf nativen T_1-gewichteten Aufnahmen eine inhomogene Verteilung der Signalintensität auf [22]. Sie besteht aus Arealen relativ hoher Signalintensität, in welcher punktförmige Areale stark erniedrigter Signalintensität enthalten sind (Abb. 33). Die punktförmigen Areale niedriger Signalintensität entsprechen den intratumoralen Gefäßen, entsprechend der starken Vaskularisation dieser Tumoren. Nach intravenöser Gabe von Gadolinium-DTPA erfahren Glomus jugulare-Tumoren in der Regel eine deutliche und weitgehend homogene Kontrastmittelanreicherung. Auch auf den kontrastmittelverstärkten Aufnahmen lassen sich jedoch die intratumoralen Gefäße als punktförmige Gebilde ohne Signalintensität erkennen.

Die präzise Beurteilung der Ausdehnung der Glomustumoren des Foramen jugulare erfordert die Anfertigung von axialen und koronaren Schnitten. Kernspintomographisch lassen sich zusätzlich direkte sagittale Aufnahmen anfertigen, welche die antero-posteriore Ausdehnung des Tumors besser zum Vorschein bringen und zudem die Beziehung des Tumors zur Hinterwand des Canalis caroticus präzis wiedergeben.

Glomustumoren des Felsenbeins lassen sich nach Fisch und Valavanis in 4 Typen unterteilen. Diese Klassifikation hat sich als äußerst wertvoll für die Planung des operativen Zugangsweges erwiesen [10, 11, 29].

Typ A Tumoren entsprechen Glomus tympanicum-Tumoren.

Typ B Tumoren entsprechen Glomus hypotympanicum-Tumoren. Diese lassen charakteristischerweise die kortikale Begrenzung des Bulbus der Vena jugularis intakt, arrodieren jedoch die hypotympanale Knochenplatte. Typ C und Typ D Tumoren entsprechen Glomus jugulare-Tumoren unterschiedlicher Ausdehnung.

Typ C Tumoren sind Glomus jugulare-Tumoren ohne intrakranielle Ausdehnung. Je nach dem Grad des Befalls des Canalis caroticus lassen sich Typ C Glomustumoren in 4 Untertypen C1–C4 unterteilen.

Typ C1 Tumoren weisen einen minimalen Befall der Hinterwand des vertikalen Segments des Canalis caroticus auf. Typ C2 Tumoren arrodieren vollständig das vertikale Segment des Canalis caroticus. Typ C3 Tumoren befallen zusätzlich das horizontale Segment des Canalis caroticus. Typ C4 Tumoren befallen das Foramen lacerum und können sich im Sinus cavernosus ausdehnen.

Typ D Tumoren sind Glomus jugulare-Tumoren mit intrakranieller Ausdehnung. Typ D Tumoren mit intrakranieller, jedoch extraduraler Ausdehnung werden als Typ De Tumoren bezeichnet. Je nach Größe des intrakraniellen Tumoranteils werden Typ De Tumoren in 3 Untertypen, Typ De1–De3 weiter unterteilt.

Typ D Tumoren mit zusätzlicher intraduraler Ausdehnung werden als Typ Di Tumoren bezeichnet. Je nach Größe des intraduralen Tumoranteils werden diese Tumoren weiter in 3 Untertypen, Typ Di1–Di3 unterteilt. Für die Beurteilung von Typ C Tumoren hat sich bisher die hochauflösende Computertomographie der Kernspintomographie als überlegen erwiesen, weil sie zuverlässiger imstande ist, die Arrosionen am Canalis caroticus zu erfassen. Dem gegenüber ist die Kernspintomographie nach intravenöser Gabe von Gadolinium-DTPA in der Erfassung und Beurteilung der intrakraniellen extra- und/oder intraduralen Ausdehnung des Tumors der kontrastmittelverstärk-

Abb. 33. Typische kernspintomographische Morphologie eines Glomus jugulare-Tumors Typ C2. Der Tumor *(weißer Pfeil)* weist eine intensive Signalintensitätserhöhung nach intravenöser Gadolinium-DTPA-Applikation auf. Innerhalb des Tumors sind Areale fehlender Signalintensität zu erkennen *(Pfeilköpfe)*. Sie entsprechen intratumoralen Gefäßen. Beachte die Beziehung des Tumors zum vertikalen Segment des Canalis caroticus

Abb. 34. Kernspintomographische Darstellung eines großen sich intradural ausdehnenden Glomus jugulare-Tumors. Die kontrastmittelaufnehmende Dura *(Pfeilköpfe)* weist eine große fokale Unterbrechung *(schwarze Pfeile)* auf, wodurch sich der Tumor nach intradural in die hintere Schädelgrube ausdehnt

Abb. 35. Thrombose der Vena jugularis interna bei einem Glomus jugulare-Tumor Typ C3, Del. Der Tumor weist eine starke Signalintensitätserhöhung nach Gadolinium-DTPA-Applikation auf. Im Gegensatz dazu erfährt die Vena jugularis interna keine Signalintensitätserhöhung *(großer schwarzer Pfeil)*. Vergleiche die normale signalarme kontralaterale Vena jugularis interna *(kleiner Pfeil)*. Die Pfeilköpfe bezeichnen große intratumorale Gefäße

Abb. 36 a, b. Intraluminäre Ausbreitung eines Glomus jugulare-Tumors in die Vena jugularis. **a** Das koronare Kernspintomogramm zeigt eine Signalintensitätserhöhung im proximalen Abschnitt der Vena jugularis interna *(große Pfeile)*. Die kleinen Pfeile bezeichnen intratumorale Gefäße. **b** Koronarer computertomographischer Schnitt. Beachte die Ausweitung und Kontrastmittelverstärkung der Vena jugularis interna

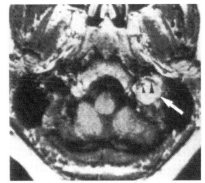
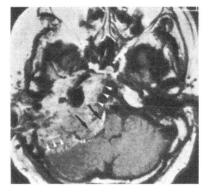

Abb. 33

Abb. 34

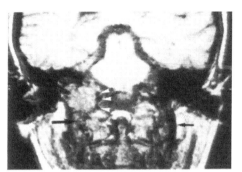

Abb. 35

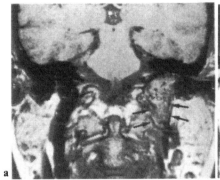
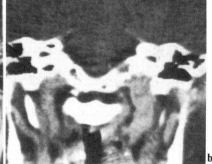

a

b

ten Computertomographie überlegen. Die durch den Tumor gegen medial hin verlagerte Dura erscheint auf dem Kernspintomogramm als eine der medialen Kontur des Tumors anliegende lineare, intensiv kontrastmittelaufnehmende Struktur. Bei intraduraler Ausdehnung des Tumors läßt sich eine fokale Unterbrechung der duralen Struktur und eine noduläre transdurale Tumorausbreitung auf dem Kernspintomogramm erkennen (Abb. 34).

Darüber hinaus hat sich die Kernspintomographie als besonders empfindlich im Nachweis einer bei Glo-

mustumoren sehr häufig vorkommenden Thrombose des ipsilateralen Sinus sigmoideus oder einer endoluminären Tumorausbreitung im Sinus sigmoideus bzw. nach kaudal hin in die Vena jugularis interna erwiesen. Während die Thrombose im Sinus keine Signalverstärkung nach intravenöser Gabe von Gadolinium-DTPA erfährt, läßt sich eine Kontrastverstärkung im Falle einer endoluminären Tumorausbreitung nachweisen. Auf dieser Grundlage können Thrombosen von intraluminären Tumoranteilen abgegrenzt werden (Abb. 35 und 36).

Bei Befall des Canalis nervi hypoglossi und Infiltration des Nervus hypoglossus kommt es zu einer ipsilateralen Hemiatrophie der Zunge. Die dadurch bedingte fettige Degeneration der Zungenmuskulatur läßt sich computertomographisch als diffuse Hypodensität und kernspintomographisch als diffuse Signalintensitätserhöhung in der ipsilateralen Zungenhälfte erkennen.

Die angiographische Abklärung und die Embolisation stellen unerläßliche präoperative Maßnahmen bei Glomus jugulare-Tumoren dar. Dank der intraarteriellen digitalen Subtraktionsangiographie ist es möglich, in einer Sitzung die angiographische Abklärung und die anschließende Embolisation des Tumors durchzuführen. Angiographisch weisen Glomus jugulare-Tumoren ein typisches morphologisches Bild auf. Sie werden versorgt durch spezifische, leicht dilatierte Arterien, führen zu einer intensiven, leicht inhomogenen, frühzeitig in Erscheinung tretenden Anfärbung und sind zudem gekennzeichnet durch relativ frühzeitig auftretende dränierende Venen. Die angiographische Abklärung von Glomus jugulare-Tumoren erfolgt nach einem bestimmten Protokoll, welches folgende angiographische Darstellungen erfordert [28] (Abb. 37):

1. Angiographie der ipsilateralen Arteria carotis communis in seitlicher Projektion. Diese Angiographie gibt eine Übersicht über Ausdehnung, Vaskularisation sowie versorgende Arterien.
2. Angiographie der ipsilateralen Arteria vertebralis in ap.-Projektion. Die arterielle Phase dieser Angiographie zeigt eine mögliche Versorgung des intrakraniellen Tumorabschnittes aus Ästen der Arteria vertebralis bzw. basilaris (PICA, AICA). Die venöse Phase dieser Angiographie zeigt die Beziehung des Tumors zum Sinus sigmoideus und zur Vena jugularis interna. Insbesondere wird hier eine mögliche Invasion oder Thrombose der genannten venösen Strukturen erkannt.
3. Angiographie der kontralateralen Arteria carotis interna mit Kompression der ipsilateralen Arteria carotis interna zur Beurteilung der kollateralen Versorgung der ipsilateralen Hirnhemisphäre. Diese funktionelle Untersuchung ist erforderlich im Hinblick auf eine präoperative Ballonokklusion oder intraoperative Okklusion der Arteria carotis interna.
4. Selektive Angiographien der den Tumor versorgenden Äste der ipsilateralen Arteria carotis externa.

Die arterielle Versorgung ist abhängig von der Größe und somit dem Typ des Tumors, gemäß obiger Klassifikation. Ausnahmslos werden jedoch alle Glomus jugulare-Tumoren vom hinteren Ast der Arteria pharyngea ascendens versorgt. Glomustumoren weisen eine typische Angioarchitektur auf. Die große Mehrheit dieser Tumoren (85%) sind multikompartimental, während 15% monokompartimental aufgebaut sind. Ein Kompartiment stellt eine hämodynamische Einheit innerhalb eines Glomustumors dar. Es wird jeweils durch eine oder mehrere Arterien versorgt und von einer oder mehreren Venen dräniert. Bei Glomustumoren kommen maximal vier Kompartimente vor. Das zentrale Kompartiment ist lokalisiert im Foramen jugulare, im Bulbus der Vena jugularis sowie im Hypo- und Mesotympanon. Es wird versorgt aus der Arteria tympanica inferior sowie aus dem jugulären Ast der Arteria pharyngea ascendens. Das postero-laterale Kompartiment ist lokalisiert im hinteren Tympanon und im Mastoid. Es wird versorgt aus der Arteria stylomastoidea, einem Ast der Arteria occipitalis, seltener der Arteria auricularis posterior. Das anteriore Kompartiment ist lokalisiert im Protympanon und um das horizontale Segment des Canalis caroticus. Es wird versorgt aus der Arteria caroticotympanica, einem Ast des petrösen Abschnittes der Arteria carotis interna sowie aus der Arteria tympanica anterior, einem Ast der proximalen Arteria maxillaris interna. Das superiore Kompartiment ist lokalisiert im Epitympanon und im supralabyrinthären Raum. Es wird versorgt aus der Arteria tympanica superior, einem Ast der Arteria meningea media. Bei intrakranieller extraduraler Ausdehnung in die hintere Schädelgrube sowie im Sinus cavernosus erhält der Tumor zusätzliche Versorgung über durale Äste der Arteria vertebralis bzw. der Arteria carotis interna. Bei intraduraler Ausdehnung in die hintere Schädelgrube erhält der Tumor eine zusätzliche Versorgung aus pialen Ästen der AICA und PICA.

Bei monokompartimentalen Tumoren gelingt die Darstellung des gesamten Tumors durch Injektion eines einzigen Gefäßes. Monokompartimentale Tumoren können von einem oder mehreren Gefäßen versorgt werden, abhängig von der Ausdehnung des Tumors.

Die Embolisation eines multikompartimentalen Tumors erfordert die Injektion von Embolisationsmaterial in jedem versorgenden Gefäß (Abb. 38). Die Embolisation eines monokompartimentalen Tumors kann durch Injektion eines flüssigen Embolisationsmaterials durch ein einziges Gefäß durchgeführt werden. Als Partikel für die Embolisation werden Mikropartikel von Polyvinyl-Alkohol (Ivalon) verwendet. Für die eher seltene Verwendung von flüssigen Materialien eignet sich am besten das Isobutyl-2-Cyanoacrylat (IBCA) [27 a, b].

Bei Glomus jugulare-Tumoren, welche die Arteria carotis interna im Karotiskanal befallen (Typ C3) oder sich im Sinus cavernosus ausdehnen (Typ C4) hat sich die präoperative permanente Ballonokklusion der

Abb. 37 a–f. Intraarterielle digitale Subtraktionsangiographie bei einem großen Glomus jugulare-Tumor. **a** Angiographie der Arteria carotis communis. Sie zeigt die Gesamtanfärbung des Tumors und seine Beziehung zur Arteria carotis interna. **b** Selektive Angiographie der Arteria carotis interna mit Darstellung von kavernösen Ästen, welche Teile des Tumors versorgen. **c** Selektive Angiographie der Arteria vertebralis. Keine Beteiligung ihrer Äste an der Versorgung des Tumors. **d** Selektive Angiographie der Arteria occipitalis. Darstellung des postero-lateralen Kompartiments des Tumors, welches über die Arteria stylomatoidea versorgt wird. **e** Selektive Angiographie der Arteria pharyngea ascendens. Darstellung des zentralen Kompartiments des Tumors, welches über die Arteria tympanica inferior und dem neuromeningealen Ast der Arteria pharyngea ascendens versorgt wird. **f** Selektive Angiographie der Arteria maxillaris interna. Darstellung des anterioren und superioren Kompartiments des Tumors, welche aus der Arteria tympanica superior und anterior versorgt werden

Abb. 38 a, b. Embolisation des in Abb. 37 gezeigten großen Glomus jugulare-Tumors. **a** Übersichtsangiographie vor der Embolisation. **b** Kontrollangiographie nach der Embolisation. Der Tumor konnte vollständig devaskularisiert werden

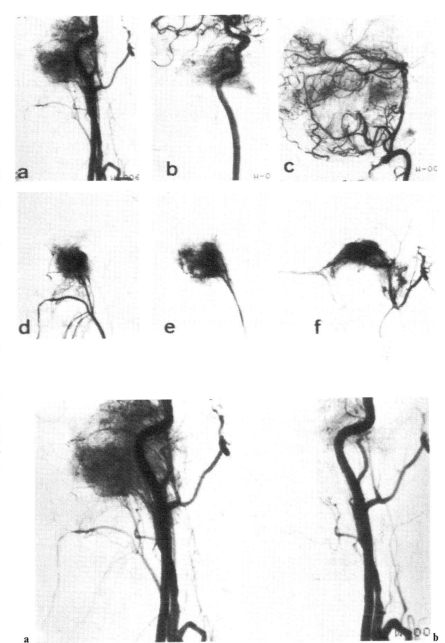

Arteria carotis interna, nach vorgängiger Prüfung der kollateralen Versorgung, bewährt. Dabei wird ein Mikroballon im kavernösen Abschnitt der Arteria carotis interna aufgeblasen und abgesetzt. Ein zweiter Ballon wird proximal entweder auf Höhe des Foramen caroticum oder im Halsabschnitt der Arteria carotis interna aufgeblasen und abgesetzt. Diese Maßnahme ermöglicht die radikale operative Entfernung von ausgedehnten Glomus jugulare-Tumoren [28].

Bei der Embolisation von Glomus jugulare-Tumoren sind Anastomosen zwischen Ästen der Arteria carotis externa und der Arteria carotis interna oder vertebralis zu beachten. Sie stellen gefährliche Situationen dar, indem Embolisationsmaterial aus der Arteria carotis externa im Stromgebiet der Arteria vertebralis oder Arteria carotis interna gelangen kann.

3.2 Neurinome der kaudalen Hirnnerven

Den zweithäufigsten Tumortyp im Foramen jugulare stellen Neurinome dar. Sie gehen von den Nerven der kaudalen Hirnnervengruppe aus. Am häufigsten entstehen diese Neurinome aus dem Nervus vagus oder dem Nervus hypoglossus. Wie bei den Glomus jugulare-Tumoren kommt der Computertomographie und der Kernspintomographie in der präoperativen Abklärung der Neurinome des Foramen jugulare eine komplementäre Rolle zu. In der Regel erscheinen Neurinome des Foramen jugulare als runde bis ovaläre, homogen und intensiv kontrastmittelaufnehmende Massen [4]. Im Gegensatz zu Glomus jugulare-Tumoren wachsen Neurinome jedoch expansiv und lassen das bei den Glomustumoren nachweisbare infiltrative Wachstum im Knochen vermissen. Sie rufen, ähnlich wie Glomus jugulare-Tumoren, eine Vergrößerung des Foramen jugulare hervor, verursachen jedoch keine Infiltration bzw. Arrosion der kortikalen Begrenzung des Foramens und des umgebenden Knochens. Dies ist das wichtigste differentialdiagnostische Kriterium eines Neurinoms des Foramen jugulare gegenüber einem Glomus jugulare-Tumor. Vom Foramen jugulare aus können Neurinome sich im extraduralen Kompartiment der hinteren Schädelgrube ausdehnen. Eine intradurale Ausdehnung kommt selten vor. Auch hier hat sich die Kernspintomographie nach Gadolinium-DTPA-Gabe, in der Erfassung der extra- und intraduralen Ausdehnung der Neurinome des Foramen jugulare, bewährt. Neurinome des Foramen jugulare dehnen sich häufig im extratemporalen paravertebralen und parapharyngealen Raum aus. In diesen Fällen zeigen koronare computertomographische oder kernspintomographische Schnitte eine typische sanduhrförmige Konfiguration des Tumors.

Im Gegensatz zu Glomus jugulare-Tumoren sind Neurinome des Foramen jugulare selten stark vaskularisiert. Ein charakteristisches computer- oder kernspintomographisch nachweisbares Frühzeichen eines Hypoglossusneurinoms ist der Nachweis einer ipsilateralen Hemiatrophie der Zunge mit vermehrter Ablagerung von Fett. Die intraarterielle digitale Subtraktionsangiographie dieser Neurinome erfolgt nach den gleichen Prinzipien wie für die Glomus jugulare-Tumoren.

3.3 Meningeome und Metastasen

Selten stellt das Foramen jugulare den Ausgangspunkt von Meningeomen dar. Im Gegensatz zu den anderen Tumoren dieser Gegend erscheinen die Meningeome als flächenhaft sich ausdehnende, homogen und intensiv kontrastmittelaufnehmende Tumormassen, die darüber hinaus eine spezifische Hyperostose und Verdichtung des Knochens hervorrufen. Ebenfalls selten können Metastasen im Foramen jugulare vorkommen. Sie zeichnen sich durch Zerstörung des benachbarten Knochens aus, in einem Ausmaß, das bei anderen Tumoren dieser Gegend nicht beobachtet wird.

Pyramidenspitze

1 Untersuchungstechnik

Für die Untersuchung der Pyramidenspitze spielen Computertomographie und Kernspintomographie – ähnlich wie für die Untersuchung des Foramen jugulare, eine komplementäre Rolle. Mit der Kernspintomographie gelingt es bei zystischen Läsionen der Pyramidenspitze, deren Inhalt besser zu definieren und deren intrakranielle Ausdehnung präziser zu erfassen. Mit der Computertomographie gelingt es jedoch, die ossären Veränderungen, insbesondere die Beziehungen der Läsion zum Labyrinth, präziser zu erfassen. Dabei gelten die gleichen Untersuchungsregeln, wie für das Foramen jugulare bzw. den inneren Gehörgang. Es sind dünne Schnitte in axialer und koronarer Schnittführung erforderlich. Die Anwendung von Oberflächenspulen und die Durchführung der Untersuchung mit T_1- und T_2-Gewichtung erhöhen nicht nur das Auflösungsvermögen, sondern erlauben Rückschlüsse über den Inhalt von zystischen Läsionen zu erhalten.

2 Normale Anatomie

Unter Pyramidenspitze ist das sog. apikale Kompartiment des Felsenbeins zu verstehen. Es erstreckt sich von der Vorderwand des inneren Gehörgangs bis zur eigentlichen Pyramidenspitze. In seinen unteren Abschnitten verläuft das horizontale Segment des Canalis caroticus. Die Pyramidenspitze selbst hat enge topographische Beziehungen zum Ganglion gasseri des Sinus cavernosus, zum Foramen lacerum, zum Tentorium sowie zum Clivus. Häufig lassen sich im Bereich der Pyramidenspitze vereinzelte Pneumatisationszellen erkennen. Gelegentlich kommen hier jedoch auch große Pneumatisationszellen vor, die das Vorliegen eines zystischen Tumors vortäuschen [9]. Der Nachweis von Luft als Inhalt dieser Zyste beweist das Vorliegen einer Pneumatisationszelle und läßt andere pathologische Läsionen ausschließen.

3 Pathologische Befunde

Die häufigste und typischste Läsion des apikalen Kompartiments des Felsenbeins ist das primäre kongenitale Cholesteatom. Computertomographie und Kernspintomographie zeigen eine sich expansiv verhaltende, rundliche Läsion. Kernspintomographisch weist der Inhalt der Läsion sowohl auf T_1- als auch auf T_2-gewichteten Aufnahmen eine homogene Signalintensitätserhöhung auf, welche auf den Cholesteringe-

Abb. 39. Großes apikales kongenitales Cholesteatom der Pyramidenspitze. Der Tumor zerstört das apikale Kompartiment des Felsenbeins, wölbt sich gegen den Sinus Cavernosus vor und dehnt sich im ventralen Abschnitt des Kleinhirnbrückenwinkels aus. Er weist typischerweise eine hohe Signalintensität auf

Abb. 40. Neurinom des Nervus trigeminus. Axiales Gadolinium-DTPA verstärktes T_1-gewichtetes Kernspintomogramm. Der Tumor arrodiert die Pyramidenspitze, befällt das Ganglion gasseri und wölbt sich im ventralen Abschnitt des Kleinhirnbrückenwinkels vor. Er weist eine intensive und homogene Kontrastmittelverstärkung auf

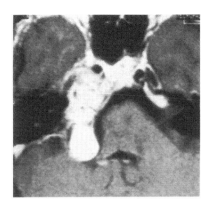

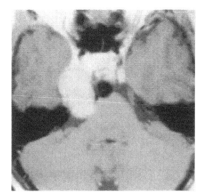

Abb. 39   Abb. 40

halt dieser Läsionen zurückgeführt wird (Abb. 39). Computertomographisch weisen primäre kongenitale Cholesteatome eine homogen leicht erniedrigte Dichte auf. Größere kongenitale Cholesteatome der Pyramidenspitze dehnen sich typischerweise nach hinten in das supralabyrinthäre Kompartiment des Felsenbeins aus. Sie bewirken hier eine Druckarrosion des labyrinthären Segments des Canalis nervi facialis sowie des Ganglion geniculi, was die häufig bei diesen Läsionen vorkommende Fazialisparese erklärt. Die Beziehung des kongenitalen Cholesteatoms zum Canalis nervi facialis läßt sich sowohl auf kernspintomographischen als auch auf computertomographischen hochauflösenden Schnitten in axialer und koronarer Ebene beurteilen. Die durch das Cholesteatom bewirkte Auftreibung der Hinterfläche sowie des Daches des Felsenbeins, die damit einhergehende Verdünnung des Knochens und ein gelegentlicher nachweisbarer sklerotischer Randsaum lassen sich auf hochauflösenden computertomographischen Aufnahmen erkennen [15a, b].

Die Pyramidenspitze wird auch von Tumoren sekundär befallen, die in der Umgebung entstehen. Dazu gehören Chordome des Clivus und das Trigeminusneurinom. Das Trigeminusneurinom liegt im ventralen Kompartiment des Kleinhirnbrückenwinkels. Es hat ähnliche kernspintomographische Charakteristika, wie die Akustikusneurinome und weist häufig zystische und solide Anteile auf. Trigeminusneurinome wachsen vom ventralen Kleinhirnbrückenwinkel durch Zerstörung der Pyramidenspitze und Druckarrosion der Impression trigemini an der Oberfläche des Felsenbeins im Cavum Meckeli hinein. Aus diesem Grunde sind Trigeminusneurinome in der überwiegenden Mehrzahl der Fälle sanduhrförmig konfiguriert (Abb. 40).

Auch Aneurysmen der Pars cavernosa der Arteria carotis interna können sekundär die Pyramidenspitze arrodieren. Das kernspintomographische Bild von Riesenaneurysmen in dieser Gegend ist pathognomonisch.

Selten, insbesondere bei Kindern, wird die Pyramidenspitze im Rahmen eines sog. Gradenigosyndroms befallen. Es handelt sich um eine eitrige Entzündung der Pyramidenspitze bei pneumatisierten Felsenbeinen, die vom Mittelohr her fortgeleitet wird. Nebst einer Zerstörung der Pyramidenspitze ist hier regelmäßig eine unregelmäßig konfigurierte weichteildichte Masse im benachbarten Epiduralraum nachweisbar.

Literatur

1. Baxter A (1971) Dehiscence of the fallopian canal: an anatomical study. J Laryngol Otol 85:587–594
2. Bird CR, Hasso AN, Stewart CD et al. (1983) Malignant primary neoplasms of the ear and temporal bone studied by high resolution computed tomography. Radiology 149:171–174
3. Chakeres DW, LaMasters DL (1984) Paragangliomas of the temporal bone: high resolution CT studies. Radiology 150:749–753
4. Crumley RL, Wilson CC (1984) Schwannomas of the jugular foramen. Laryngoscope 94:772–778
5. Curtin HD, Jensen JE, Barnes L Jr, May M (1987) "Ossifying" hemangiomas of the temporal bone: evaluation with CT. Radiology 164:831
6. Daniels DL, Williams AL, Haughton VM (1983) Jugular foramen: anatomic and computed tomographic study. AJNR 4:1227–1232
7. Daniels DL, Schenck JF, Foster T et al. (1985) Magnetic resonance imaging of the jugular foramen. AJNR 6:699–703
8. DiChiro G, Fisher RL, Nelson KB (1964) The jugular foramen. J Neurosurg 21:447–460
9. Dubois PJ, Roub LW (1978) Giant air cells of the petrous apex: tomographic features. Radiology 129:103–108
10. Fisch U, Fagan P, Valavanis A (1984) The infratemporal fossa approach for the lateral skull base. Otolaryngol Clin N Am 17:513–552
11. Fisch U, Mattox D (1988) Microsurgery of the skull base. Thieme, Stuttgart New York

12. Koenig H, Lenz M, Sauter R (1986) Temporal bone region: high-resolution MR imaging using surface coils. Radiology 159:191
13. Lasjaunias P, Moret J (1978) Normal and nonpathological variations in angiographic aspects of the arteries of the middle ear. Neuroradiology 15:213–219
14. Latack JT, Gabrielson TO, Knake JE et al. (1983) Facial nerve neuromas: radiologic evaluation. Radiology 149:731–739
15a. Latack JT, Graham MD, Kemink JL et al. (1985) Giant cholesterol cysts of the petrous apex: radiologic features. AJNR 6:409
15b. Latack JT, Kartush JM, Kemink JL, Graham MD, Knake JE (1985) Epidermoidomas of the cerebellopontine angle and temporal bone: CT and MR aspects. Radiology 157:361
16. Lloyd TV, VanAman M, Johnson JC (1979) Aberrant jugular bulb presenting as middle ear mass. Radiology 131:139–141
17a. Lo WWM, Solti-Bohman LG (1984) High resolution CT of the jugular foramen: anatomy and vascular variants and anomalies. Radiology 150:743–747
17b. Lo WWM, Solti-Bohman LG, Lambert PR (1984) High resolution CT in the evaluation of glomus tumors of the temporal bone. Radiology 150:737–742
18. Lo WWM, Horn KL, Carberry JN, Solti-Bohman LG, Wade CT, Brackmann DE, Waluch V (1986) Intratemporal vascular tumors: evaluation with CT. Radiology 149:181
19. Manzione JV, Rumbaugh CL, Katzberg RW (1985) Direct sagittal computed tomography of the temporal bone. JCAT 9:417
20. McCaffrey TV, MacDonald TJ (1979) Histiocytosis X of the temporal bone: review of 22 cases. Laryngoscope 89:1735–1742
21. Olsen KD, DeSanto LW, Forbes GS (1983) Radiographic assessment of squamous cell carcinoma of the temporal bone. Laryngoscope 93:1162–1167
22. Olsen WL, Dillon WP, Kelly WM, Norman D, Brant-Zawadzki M, Newton TH (1986) MR imaging of paragangliomas. Am J Neuroradiol 7:1039–1042
23. Som PM, Reede DL, Bergeron RT et al. (1983) Computed tomography of glomus tympanicum tumors. J Comput Assist Tomogr 7:14–17
24. Swartz JD (1983) High resolution computed tomography of the middle ear and mastoid. Part I: Normal anatomy including normal variations. Radiology 148:449–454
25a. Swartz JD (1984) The facial nerve canal: CT analysis of the protruding tympanic segment. Radiology 153:443–447
25b. Swartz JD (1984) Cholesteatomas of the middle ear: diagnosis, etiology and complications. Radiol Clin N Am 22(1):15–35
26. Swartz JD, Bazarnic ML, Naidich TP et al. (1985) Aberrant internal carotid artery lying within the middle ear: high resolution CT diagnosis and differential diagnosis. Neuroradiology 27:322–326
27a. Valavanis A (1986) Preoperative embolization of the head and neck: indications, patient selection, goals and precautions. Am J Neuroradiol 7:943–952
27b. Valavanis A (1986) Intraarterielle DSA in der interventionellen Neuroradiologie. In: Nadjmi M (Hrsg) Digitale Subtraktions-Angiographie in der Neuroradiologie. Thieme, Stuttgart New York, S 239–246
28. Valavanis A (1988) Interventional neuroradiology of skull base tumors. In: Fisch U, Mattox D (eds) Microsurgery of skull base. Thieme, Stuttgart New York, pp 633–649
29. Valavanis A, Schubinger O, Naidich TP (1987) Clinical imaging of the cerebello-pontine angle. Springer, Berlin Heidelberg New York
30a. Valavanis A, Kubik S, Oguz M (1983) Exploration of the facial nerve canal by high-resolution computed tomography: anatomy and pathology. Neuroradiology 24:139–147
30b. Valavanis A (1983) Die computertomographische Anatomie des Felsenbeines. Schweiz Rundschau Med 72(46):1465–1468

Archives of   Suppl. 1989/I
Oto-Rhino-Laryngology
© Springer-Verlag 1989

Ultraschalldiagnostik

W. Mann[1]

Universitäts-Hals-Nasen-Ohren-Klinik (Direktor: Prof. Dr. Chl. Beck), Freiburg

Inhaltsverzeichnis

Einführung

1 Historischer Überblick

Die Entwicklung der Ultraschalldiagnostik speziell im Hals-Nasen-Ohren-Bereich erfolgte in Dekadensprüngen. Im Bereich der Nasennebenhöhlen war es Ende der 40er Jahre Keidel [44], der erste Impulse gab. Es waren Hals-Nasen-Ohren-Ärzte aus Japan und der DDR [31, 45], die in den 60er Jahren die Methode wieder aufgriffen und durch ihre Beiträge der Ultraschalldiagnostik der Nasennebenhöhlen ihre erste Interpretationsbasis gaben. In den 70er Jahren erschienen die

Arbeiten aus der Freiburger Universitäts-Hals-Nasen-Ohren-Klinik, die sowohl die A- als auch die B-Bild-Diagnostik der Nasennebenhöhlen in breiten klinischen Untersuchungen hinsichtlich ihrer Anwendungsmöglichkeiten analysierten [52, 53, 56], und in den 80er Jahren kam es zu einer sprunghaften Weiterentwicklung der Sonographie und einer Einführung in die klinische Routinediagnostik im Kopf-Hals-Bereich.

Dabei kristallisierten sich drei Klassen von Anwendern heraus: 1. diejenigen Hals-Nasen-Ohren-Ärzte, die die alleinige A-Bild-Sonographie als diagnostisches Hilfsmittel bei Nasennebenhöhlenerkran-

---

[1] *Neue Anschrift:* Universitäts-Hals-Nasen-Ohren-Klinik (Direktor: Prof. Dr. W. Mann), Langenbeckstraße 1, D-6500 Mainz.

kungen einsetzen. 2. Hals-Nasen-Ohren-Ärzte, die die B-Bild-Sonographie im Bereich der Nasennebenhöhlen und fazialen Weichteile, der großen Kopfspeicheldrüsen und der Halsweichteile anwenden und 3. die Gruppe der klinisch-experimentellen Ultraschalluntersucher. Diese versuchen entweder neue Anwendungsbereiche für die Ultraschalldiagnostik zu definieren oder in klinischen Untersuchungsreihen, die Sensitivität und Spezifität der Methode für bestimmte Organe oder Fragestellungen durch den Vergleich mit dem Operationssitus, dem histologischen Befund und dem Befund anderer bildgebender Verfahren zu definieren.

Ziel dieser Arbeit ist, eine ganz persönliche und zugegebenermaßen subjektive Wertung dieser Methode Ultraschalldiagnostik abzugeben. Ihre Indikationsstellung und ihre Validität sollen bestimmt und mögliche Anwendungsbereiche auch aus einem akademischen Blickwinkel aufgezeigt werden. Dabei will ich versuchen, auf Punkte hinzuweisen, bei denen ein persönlicher Meinungswandel sowohl im Positiven als auch im Negativen im Verlauf der nunmehr 15jährigen Erfahrung mit der Ultraschalldiagnostik eingetreten ist.

2 Physikalische Grundlagen

Die diagnostisch verwendeten Intensitäten der Ultraschallwellen liegen 2–3 Größenordnungen unter den therapeutischen Ultraschallwellendosen und bewegen sich zwischen 0,001 und 0,004 W/cm². In tierexperimentellen Studien konnte eindeutig die Gefahrlosigkeit der diagnostischen Ultraschallmethode nachgewiesen werden, so daß die diagnostischen Ultraschallintensitäten als biologisch inert zu beurteilen sind. Dies gilt für das Impulsechoverfahren, aber nicht für alle Doppleruntersuchungsverfahren. Bei dem Impulsechoverfahren werden kurze Schallimpulse in mehreren Wellen in regelmäßigen Zeitabständen in den Körper eingeleitet. An den verschiedenen Gewebeschichten werden diese Impulse teilweise reflektiert, kehren als Echos zur Oberfläche des Körpers zurück und bringen den Schallkopf erneut zum Schwingen. Anhand der Laufzeit dieser Echos und der bekannten Schallgeschwindigkeit kann man die Tiefenlage der einzelnen Reflexionsschichten angeben. Das Auflösungsvermögen eines Gerätes, d. h. der kleinste erfaßbare Abstand zweier reflektierender Grenzschichten ist von verschiedenen Größen abhängig: Die Längs- oder Tiefenauflösung ist durch die Impulsdauer bestimmt, die Seitenauflösung durch die Charakteristika der vom Schallkopf ausgesandten Schallkeule. Je feiner der Schallbündeldurchmesser ist, desto korrekter kann eine reflektierende Grenzschicht bestimmt wer-

den. Eine Verbesserung des Auflösungsvermögens kann nur durch die Verwendung höherer Frequenzen und durch eine kürzere Impulsdauer erreicht werden. Ein hochfrequenter Ultraschallstrahl wird jedoch bei seiner Gewebepassage erheblich abgeschwächt, so daß sich hochfrequente Schallköpfe nur zur Untersuchung von oberflächennahen Strukturen eignen. Ist man gezwungen, tiefer liegende Strukturen zu untersuchen, arbeitet man im Kopf-Hals-Bereich mit Frequenzen zwischen 3,5 und 5 MHz; will man nur geringe Eindringtiefen und eine hohe Auflösung, wählt man vorzugsweise Schallköpfe zwischen 7,5 und 10 MHz. Es muß in diesem Zusammenhang aber darauf hingewiesen werden, daß die von der Industrie angegebenen Mhz-Zahlen der Schallköpfe in einem Toleranzbereich von ± 20% gesehen werden müssen, so daß hier von Gerät zu Gerät teilweise erhebliche Unterschiede in dem Auflösungsvermögen des Schallkopfes zu beachten sind.

Ultrasonographie der Nasennebenhöhlen

1 Nebenhöhlendiagnostik im A-Bild

1.1 Anforderungen an das Gerät

Soll sich das A-Bild-Ultraschalluntersuchungsgerät sowohl zur Diagnostik der Stirnhöhle als auch der Kieferhöhlen und der vorderen Siebbeinzellen eignen, müssen verschiedene Kriterien erfüllt sein:
1. Der Schallkopfdurchmesser sollte nicht größer als 1 cm sein, da größere Schallköpfe größere Untersuchungsareale bedecken und nicht punktuell spezifische Areale der Nebenhöhlen erfassen, so z. B. den Eingang zum Ductus naso-frontalis im Bereich des Stirnhöhlenbodens. Außerdem eignen sich größerflächige Schallköpfe nicht zur Untersuchung von kindlichen Nasennebenhöhlen, da z. B. die Fläche der Kieferhöhlenvorderwand gerade 1,5 cm² zwischen dem 3.–5. Lebensjahr beträgt.
2. Wichtig ist ein veränderbarer Tiefenmaßstab, der skaliert ist und der erlaubt, das zu untersuchende Areal über den ganzen Bildschirm zu spreizen. Wahlweise soll er bei der Untersuchung der Stirnhöhle auf 3 cm und bei der Untersuchung der Kieferhöhle im Erwachsenenalter auf 5 cm spreizbar sein.
3. Am Gerät sollte ein variabler Tiefenausgleich vorhanden sein, der in der Lage ist, die entlang der Laufrichtung der Ultraschallwellen aufgetretene Schallabschwächung in Abhängigkeit von dem untersuchten Gewebe auszugleichen bzw. zu kompensieren.

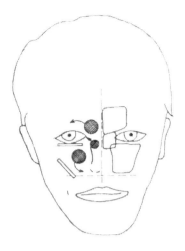

Abb. 1. Initiale Schallkopfplazierung zur Untersuchung der Stirnhöhle, Siebbeinzellen und Kieferhöhlen bei Erkrankungen der Nasennebenhöhlen. (*Pfeile* = weitere Schallkopfpositionen)

Abb. 2. A-Bild einer Sinusitis maxillaris und frontalis entsprechend dem linken Röntgenbild

Abb. 3. Echoverschiebung bei Lageänderung der Kopfhaltung des Patienten bei: *A* = purulente Sinusitis, *B* = Kieferhöhlenzyste, *C* = Zyste und Sekret

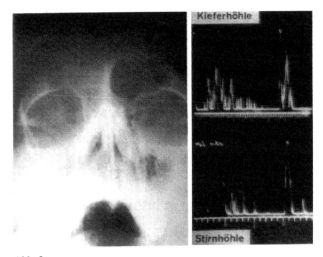

Abb. 2

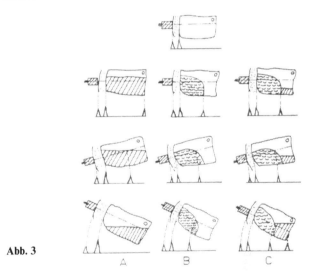

Abb. 3

1.2 Untersuchungsvorgang und Befunde

Bei der A-Bild-Technik versucht der Untersucher mittels eines eindimensionalen Verfahrens, eine dreidimensionale Struktur, nämlich die normalerweise lufthaltige Nasennebenhöhle, darzustellen (Abb. 1). Dabei erscheinen Grenzschichten als Auslenkungen auf einer Zeitachse in Abhängigkeit von ihrer Entfernung zur Schallkopfoberfläche. Der Untersucher muß je nach untersuchtem Nebenhöhlenareal bereits vorher die entsprechende Tiefenausdehnung der Nebenhöhle kennen. Dabei sind altersbedingte Variationen sowie Form- und Volumenasymmetrien zu berücksichtigen [41]. Gemessen von der Hautoberfläche ist diese Distanz bei der Kieferhöhle des Erwachsenen 5 cm und bei der Stirnhöhle ca. 3 cm. Durch ihren Luftgehalt entziehen sich gesunde Nasennebenhöhlen der Beurteilung durch die Ultrasonographie. Im Bereich der Schleimhaut der Nebenhöhlenvorderwand kommt es zur Totalreflexion. Erst ein pathologischer Nebenhöhleninhalt, sei es Sekret, Schleimhautschwellung, Blut oder Tumor führt zur Fortleitung der Schallwellen durch das Sinuslumen und zur Darstellung der Grenzschicht der Nebenhöhlenhinterwand (Abb. 2).

Grundsätzlich unterscheiden wir ein biometrisches Verfahren, bei dem das Erscheinen dieses „Hinterwandechos" und seine Entfernung vom Schallkopf bestimmt wird, von der sog. dynamischen Untersuchungstechnik. Beim biometrischen Verfahren ist eine Darstellung mit einem Oszilloskop nicht unbedingt erforderlich. In der Ophthalmologie z. B. werden gemessene Distanzen über einen Drucker ausgedruckt, außerdem besteht die Möglichkeit sie über verschiedene Dioden darzustellen. Bei der dynamischen Untersuchungstechnik der Ultrasonographie ist dies nicht statthaft. Sie erfordert die Darstellung über ein Oszilloskop. Hierbei werden während der Untersuchung sowohl die Empfängerverstärkung als auch die Kopfhaltung des Patienten variiert (Abb. 3). Erst die Kombination beider Verfahren, nämlich biometrisches und

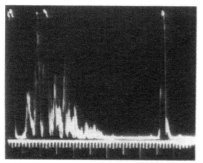

Abb. 4

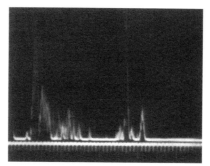

Abb. 5

Abb. 4. Ultraschall-A-Bild einer akuten purulenten Sinusitis maxillaris

Abb. 5. Ultraschall-A-Bild einer Kieferhöhlenzyste mit doppelgipfligem Rückwandecho

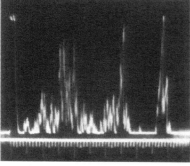

Abb. 6

Abb. 6. Ultrallschall-A-Bild eines inhomogenen Nebenhöhlentumors

dynamisches Verfahren erlaubt in ihrer Synthese eine differenzierte Nebenhöhlendiagnostik (Abb. 4–6). Dabei besticht die A-Bild-Technik, eine ausreichende Erfahrung des Untersuchers vorausgesetzt, durch ihre geringe Belastung für Untersucher und Patient, ihre rasche Durchführbarkeit und ihre beliebige Reproduzierbarkeit [75].

Vergleichende Untersuchungen mit anderen diagnostischen Verfahren [40, 56, 65] haben ihre Treffsicherheit bestätigt. In langfristigen Beobachtungen ermittelten wir eine Sensitivität von 71,1%, eine Spezifität von 19% und eine globale Übereinstimmung von 90%. Bestimmt man die diagnostische Aussagekraft der A-Bild Methode aufgeschlüsselt nach den verschiedenen normalen und pathologischen Nebenhöhlenbefunden semiquantitativ, so wird die höchste Genauigkeit bei normalen lufthaltigen Nebenhöhlen, bei akuter Sinusitis und bei Schleimhautschwellungen größer als 3 mm erreicht (Tabelle 1). Isolierte Zysten und Polypen im Recessus alveolaris entziehen sich manchmal durch eine vorgelagerte Luftschicht der Beurteilung und die Diagnose von Veränderungen im Bereich der Nebenhöhlenhinterwand oder des Nebenhöhlendachs ist faktisch nicht möglich, fehlt eine gleichzeitig bestehende Sekretretention im Nebenhöhlenlumen. Zuverlässige Aussagen können über radikal operierte Nebenhöhlen gemacht werden, die röntgenologisch in ca. 40% als Totalverschattung imponieren. Dies gilt auch für die Sinusbeurteilung nach Trauma in Verbindung mit dem klinischen Befund und bei

Tumoren der Nebenhöhlen in Kombination mit den Standard-Nebenhöhlenübersichtsaufnahmen.

Betrachtet man die Parameter: Erlernbarkeit und diagnostische Aussagekraft aufgeschlüsselt nach den einzelnen Nebenhöhlen, so wird die größte Genauigkeit bei der Beurteilung der Kieferhöhlen, gefolgt von den Stirnhöhlen und den vorderen Siebbeinzellen, in absteigender Reihenfolge, erzielt (Tabelle 2). Die Be-

Tabelle 1. Semiquantitative Bestimmung der Validität verschiedener Nebenhöhlenbefunde im A-Bild

Lufthaltige Nebenhöhle	+ + +
Sekret gefüllte Nebenhöhle >0,8 ml	+ + +
Schleimhautschwellung	+ +
Boden oder Vorderwand >3 mm	
Zyste oder Polyp Recessus alveolaris	+(+)
Zyste oder Polyp KH-Dach bzw. KH-Hinterwand	–
Voroperierte Nebenhöhle	+ +
Nebenhöhlentumor	+ +
Blutung in die Nebenhöhle	+ +

Tabelle 2. Semiquantitative Bestimmung der Erlernbarkeit und Genauigkeit der A-Bild Sonographie für verschiedene Nebenhöhlen

Kieferhöhle	+ + +
Stirnhöhle	+ +
Vordere Siebbeinzellen	+
Hintere Siebbeinzellen	(+)
Keilbeinhöhle	–

urteilung der hinteren Siebbeinzellen und der Keilbeinhöhle durch den Orbitainhalt als Laufstrecke erscheint uns für die routinemäßige A-Bild-Untersuchung zu unsicher.

1.3 Schlußfolgerungen

Faßt man unsere nunmehr 15jährige Erfahrung mit der Ultraschalluntersuchung der Nasennebenhöhlen mittels A-Scan zusammen, so hat diese Methode in der Hand des erfahrenen Hals-Nasen-Ohren-Arztes ihren Platz in der klinischen Routine auch heute noch behauptet. Wir sehen sie zusammen mit der Anamnese und dem klinischen Untersuchungsbefund als ein zuverlässiges diagnostisches Hilfsmittel bei der Erstuntersuchung und vor allem bei Therapieverlaufskontrollen. Bei der Untersuchung von Kindern ab dem zweiten Lebensjahr ist sie wegen der geringen Pneumatisation der Nebenhöhlen der röntgenologischen Untersuchung vorzuziehen. Bei Sinusitiden während der Schwangerschaft und nach vorausgegangener Stirnhöhlen- und Kieferhöhlenchirurgie ist sie nach unserer Meinung heute das erste Hilfsmittel im diagnostischen Spektrum.

2 Nebenhöhlendiagnostik im B-Bild

2.1 Gerätemäßige Anforderungen

Die Möglichkeiten, die Nasennebenhöhlen im B-Bildverfahren zu untersuchen, variieren abhängig von der Wahl des verwandten Gerätes und von der Wahl des Schallkopfes bzw. des gewählten Systems. Grundsätzlich unterscheiden muß man zwischen der Anwendung von Sektor- und Linearschallköpfen. Lineare Schallköpfe mit einer Frequenz von 5 MHz eignen sich zur Untersuchung der Nasennebenhöhlen dann, wenn ihre Dimensionierung so gering ist, daß sie dem zu untersuchenden Nebenhöhlenareal direkt anliegen können bzw. daß eine Wasservorlaufstrecke, auf den Schallkopf aufgesetzt, nur das zu untersuchende Nebenhöhlenareal bedeckt. Bei Verwendung von Linearköpfen aber, die für die Abdomenuntersuchung zugeschnitten sind, wird meist nur mit einer Hälfte bzw. mit einem Viertel der Schallkopflänge untersucht. Der restliche Schallkopf befindet sich in der Luft und in weitem Abstand zu der zu untersuchenden Nebenhöhlenstruktur. Dies wirft Probleme auf, auf die im folgenden hingewiesen wird. Verwendet man lineare Schallköpfe zur Untersuchung der Nasennebenhöhlen, so empfiehlt sich also die Verwendung von sog. "small-parts"-Schallköpfen, die 1. eine geringe Breite und 2. eine Länge von maximal 4–5 cm besitzen.

Diese "small-parts"-Schallköpfe sind geeignet, oberflächennahe Strukturen korrekt abzubilden. Ihr Nachteil liegt darin, daß sie im Einzelfall nicht die genügende Eindringtiefe besitzen, um z. B. die Hinterwand der Kieferhöhle darzustellen. Zur Untersuchung der Stirnhöhle eignen sie sich teilweise, ebenfalls zur Untersuchung der Siebbeinzellen. Ein Problem ist, daß die mediale Orbitawand bzw. die Lamina papyracea bei Auflage eines linearen Schallkopfes auf das Auge bzw. auf den medialen Augenwinkel nie senkrecht angeschnitten wird, da sich ihr Verlauf parallel zum Ultraschallstrahl befindet. Dadurch sind Defekte bzw. auch die Grenzen der Siebbeinzellen hin zur Orbita nur sehr schwer zu erkennen.

Lineare Schallköpfe müssen, sollen sie zur Untersuchung der Nasennebenhöhlen bzw. der fazialen Gesichtsweichteile verwandt werden, bereits oberflächennah exzellent auflösen, wobei ihre maximale Eindringtiefe nur etwa ca. 6 cm betragen muß. Das entsprechende Areal muß sich auf dem Bildschirm voll abbilden lassen und darf nicht – wie es bei Zweckentfremdung von abdominellen Untersuchungsgeräten üblich ist – auf die obere Bildhälfte bzw. auf das obere Bilddrittel zusammengedrückt werden. Das heißt, Ultraschallgeräte, die zur abdominellen Untersuchung ausgelegt sind, eignen sich nur dann zu Untersuchungen der Nasennebenhöhlen bzw. der Gesichtsweichteile, wenn 1. der Schallkopf den speziellen Bedürfnissen der Untersuchung im Kopf-Hals-Bereich angepaßt ist, 2. nicht nur ein Teil des Schallkopfes zur Untersuchung verwandt werden kann und der restliche Teil sich in der Luft befindet und 3. wenn der Bildschirm das jeweils untersuchte Areal auf dem gesamten Bildschirm und nicht nur auf einem Bildschirmteil darstellt.

Bei Verwendung von Sektorschallköpfen mit einer Frequenz von 3,5–7,5 MHz zur Untersuchung der Nasennebenhöhlen muß darauf geachtet werden, daß der Sektorschallkopf bereits oberflächennah eine gute Auflösung besitzt, so daß die Nebenhöhlenvorderwände dargestellt werden. Auch hier empfiehlt sich bei manchen Schallköpfen die Verwendung von Wasservorlaufstrecken. Schwierigkeiten mit der nicht korrekten Auflagerung bzw. mit der zu großen Dimensionierung des Schallkopfes bestehen in der Regel nicht, da Sektorschallköpfe meist eine kleine Auflagefläche besitzen und damit einmal z. B. nur der Kieferhöhlenvorderwand oder der rechten oder linken Stirnhöhlenvorderwand aufliegen können.

Für den Untersucher sind die Vorteile des B-Bild Verfahrens bei der Beurteilung der Nasennebenhöhlen evident. Es ermöglicht durch die zweidimensionale Darstellung einer dreidimensionalen Struktur die bessere topographische Orientierung und somit eine bessere Interpretation. Dennoch sollte betont werden,

daß auch heute noch die hohe axiale und laterale Auflösung der beim A-Scan verwendeten Schallköpfe von
den B-Scannern, die sich zur Nebenhöhlendiagnostik
eignen, nicht übertroffen wird. Nachdem wir 1976 [53]
zunächst die Nebenhöhlen mit Compound-Scannern
untersucht haben, verwenden wir persönlich heute
Sector-Scanner einer Frequenz von 5 MHz [54]. Dabei
ist eine Vorlaufstrecke in den Schallkopf integriert.
Gelegentlich verwenden wir auch einen 7,5 MHz Li-
nearschallkopf zur entsprechenden Untersuchung,
was manchmal von der Eindringtiefe her gelingt. Aufgrund der kleinen Dimension des zu untersuchenden
Areals verhindert aber – wie bereits erwähnt – die
Größe der meisten Linearschallköpfe sowohl die
exakte Ankoppelung an die Weichteiloberfläche des
Gesichtes als auch die Kontrolle der korrekten Schallkopfplazierung während der Untersuchung. Gilt dies
bereits für die Beurteilung der Erwachsenennebenhöh-
höhlen, so um so mehr für die kindlichen Nasennebenhöhlen.

2.2 Untersuchungsgang

Zunächst werden am sitzenden Patienten horizontale
Schnitte durch die zu untersuchende Nebenhöhle ge-
legt, danach wird der erhobene Befund in der vertikalen Schnittebene verifiziert, eine Forderung, die nicht
oft genug unterstrichen werden kann. Die Untersuchung der Kieferhöhlen und der Siebbeinzellen erfolgt
im rechts-links Vergleich, wobei bei beiden Höhlen,
einmal im Vertikalschnitt und einmal im Horizontalschnitt die Orbita miterfaßt wird. Dies erlaubt die Beurteilung der knöchernen Nebenhöhlengrenzen, insbesondere des Orbitabodens und der Lamina papyracea, was bei Entzündungen, Traumen und Tumoren
mit orbitaler Beteiligung wichtig sein kann. Auf die
bereits früher gemachte Einschränkung bei Verwendung eines linearen Schallkopfes wird hingewiesen.
Zur Beurteilung der Stirnhöhle wird der Schallkopf
entweder direkt über der Nasenwurzel angesetzt und
erfaßt bei einem Scanwinkel von bis zu 100° dann die
Veränderungen beider Stirnhöhlen gleichzeitig, oder
es werden, je nach Fragestellung, vertikale Schnitte
über jeder einzelnen Stirnhöhle unter Einbeziehung
der Orbita angelegt wie z. B. bei der Untersuchung von
Stirnhöhlenmukozelen. Im Gegensatz zur Untersuchung im A-Bild ist eine Beurteilung der hinteren
Siebbeinzellen und der Keilbeinhöhle im B-Bild
durchaus zuverlässig und auch sinnvoll.
    Versuchen wir heute eine Standortbestimmung für
die B-Bild Sonographie der Nasennebenhöhlen und
ihrer angrenzenden Weichteilstrukturen aufgeschlüsselt nach den einzelnen Befunden, so ergibt sich folgendes Bild:

2.3 Normale lufthaltige Nebenhöhlen

Kieferhöhle: Der Luftgehalt der normalen Kieferhöhle
verhindert die Ausbreitung der Ultraschallwellen im
Nebenhöhlenlumen. Damit bilden sich schallkopfnah
die Weichteilstrukturen des Gesichtsschädels sowie
die knöcherne Nebenhöhlenvorderwand ab. Im Vertikalschnitt sieht man unter dem Orbitainhalt und hinter der Nebenhöhlenvorderwand einen echofreien
Raum.

Stirnhöhle. Ultrasonographisch kommt es zur Darstellung der Vorderwände beider Stirnhöhlen und der
sie bedeckenden Weichteile. Stirnhöhleninhalt und
Hinterwand sind nicht darstellbar. Rechts und links
sieht man die knöcherne Struktur der Schädelkalotte.

Siebbeinzellsystem: Hier werden fast ausschließlich
horizontale Schnitte angefertigt, die zur Bestimmung
eines pathologischen Befundes dann vertikal verifiziert werden. Der Orbitainhalt, vor allem die Struktur
des Bulbus erleichtert die topographische Orientierung im Horizontalschnitt. Neben dem Orbitainhalt
kommt schallkopfnah die laterale Nasenflanke zur
Darstellung. Der normale Siebbeinzellkomplex wird
nicht abgebildet.

Keilbeinhöhle: Der normale Sinus sphenoidalis läßt
sich ultrasonographisch in der Regel nicht darstellen.

2.4 Nebenhöhlenentzündungen

Kieferhöhle: Pathologischer Nebenhöhleninhalt wie
Sekret, Schleimhautschwellung oder die Kombination
beider pathologischer Veränderungen erlaubt die
Schallausbreitung über das Nebenhöhlenlumen und
führt zur Darstellung der Kieferhöhlenhinterwand.
Diese ist im Kindesalter U- bis V-förmig konfiguriert,
ebenso ist der a. p.-Durchmesser stark altersabhängig.
Die Hinterwand der Kieferhöhle beim Erwachsenen
ist gekennzeichnet durch die Ausbildung einer poste-
rioren Bucht. Gleichzeitig erfolgt eine Seitenausla-
dung durch die Ausbildung der Jochbeinbucht. Während die posteriore Wand sich im Horizontalschnitt
deutlich abbildet, ist die gleichzeitige Darstellung der
nasalen und lateralen Wand meist nicht möglich.
Meist stellt sich die laterale Wand eindeutiger dar als
die nasale Wand, da an sie Weichteilgewebe angela-
gert ist und so eine klare Grenzschicht darstellt, über
die hinaus eine weitere Schallausbreitung möglich ist.
An die mediale Wand grenzt normalerweise der Luftgehalt des Cavum nasi. Dieser bildet in der Regel keine so eindeutige Grenzschicht wie die laterale Kieferhöhlenwand. Will man die mediale oder auch die laterale Kieferhöhlenwand darstellen, muß der Schallkopf
lateral bzw. medial gekippt werden, um die Struktur

Abb. 7. Horizontalschnitt durch beide Stirnhöhlen bei akuter Sinusitis frontalis. Crista galli angedeutet

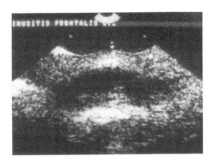

Abb. 8. a Computertomogramm eines Stirnhöhlenempyems rechts. **b** Korrespondierendes B-mode unter Verwendung einer Wasservorlaufstrecke (*Waterpad* = Vorlaufstrecke, *Abszeß* = Empyem, *Brain* = Gehirn, *Bone* = Knochen der Stirnhöhlenhinterwand)

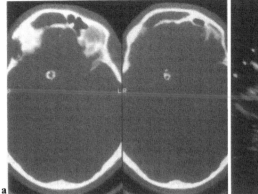
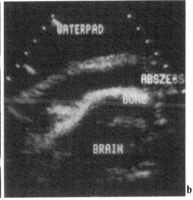

Abb. 9. a Computertomogramm einer Sinusitis ethmoidalis rechts. **b** korrespondierendes B-Bild; Horizontalschnitt durch die Siebbeinzellen und Orbita (*c* = Siebbeinzellen mit Schleimhautschwellung und Sekret)

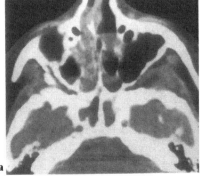
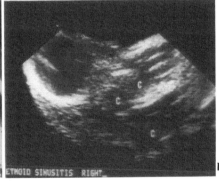

senkrecht zu treffen. Je nach Homogenität des Nebenhöhleninhalts erscheinen zwischen dem Vorderwand- und Hinterwandecho multiple Binnenechos. Im Vertikalschnitt verjüngt sich die Kieferhöhlenhinterwand von der Stelle ihrer größten Tiefe, dem Orbitadach, hin bis zum Recessus alveolaris. Der Orbitaboden kommt neben dem Orbitainhalt meist gut zur Darstellung.

Stirnhöhle: Auch hier erlaubt der pathologische Sinusinhalt die Darstellung der knöchernen Hinterwand. Gelegentlich wird auch die Crista galli abgebildet. Schleimhautschwellung oder Sekret zeichnen sich durch unterschiedliche Echogenität aus (Abb. 7 und 8 a, b).

Siebbeinzellsystem: Neben dem Orbitainhalt, angrenzend an die medialen Augenmuskeln, sieht man einzelne knöcherne Septen als Ausdruck einer Fortleitung der Schallwellen über einen pathologischen Nebenhöhleninhalt. Auffällig ist nun, unabhängig davon ob man mit einem linearen oder mit einem Sektorschallkopf untersucht, daß bei vergleichenden Untersuchungen mit der Computertomographie bei anschließender Kontrolle anläßlich der Operation am folgenden Tag, Divergenzen zwischen den einzelnen bildgebenden Verfahren bestehen. So beobachtet man häufig, daß die Computertomographie den in der Operation gefundenen Befund in den Siebbeinzellen eher untertreibt bzw. falsch negativ darstellt, während die Ul-

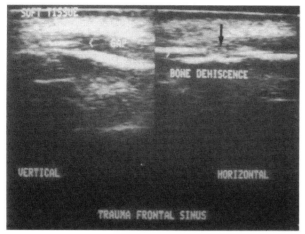

Abb. 10

Abb. 10. Trauma der Stirnhöhlenvorderwand mit Knochenimpression; Im Vertikalschnitt erkennt man eine Stufenbildung *(Gap),* im Horizontalschnitt ein imprimiertes Fragment mit darüberliegender Knochendehiszenz *(Pfeil)*

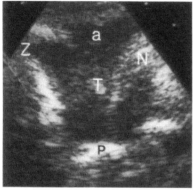

Abb. 11

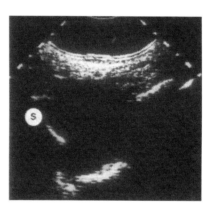

Abb. 12

Abb. 11. Horizontalschnitt durch die Kieferhöhle. Im Kieferhöhlenlumen ein Plattenepithelkarzinom *(T)*; Z = Recessus cygomaticus; a = anterior; p = posterior; N = Nase

Abb. 12. Mukozele der rechten Kieferhöhle nach vorausgegangener Caldwell-Luc Operation im Horizontalschnitt. Zelenlumen echoleer, Vorder- und Seitenwand *(S)* unterbrochen

traschalluntersuchung der Siebbeinzellen Ergebnisse zeigt, die dem Operationssitus eher entsprechen (Abb. 9 a, b). Dies sind aber erst Befunde einer Pilotuntersuchung an 35 Patienten, also einer kleinen Gruppe, die erst in größeren Fallzahlen verifiziert werden müssen.

Keilbeinhöhle. Neben der Orbitaspitze stellt sich medial eine echoarme Höhle dar. Da die hinteren Siebbeinzellen in der Regel miterkrankt sind, wird der Befund sichtbarer. Insgesamt ist aber die Aussagekraft hinsichtlich der Erkrankung der Keilbeinhöhle gering.

2.5 Traumen der Nebenhöhlen

Kieferhöhlen: Die normalerweise 0,8 cm–1 cm breite Weichteilschicht vor der knöchernen Vorderwand ist verdickt. Kontinuitätsunterbrechungen im Vorder- oder Seitenwandbereich der Kieferhöhle werden sichtbar. Im Horizontalschnitt können Blutkoagel im Lumen echoreich imponieren. – Im Vertikalschnitt wird ein in die Kieferhöhle prolabierter Orbitainhalt erfaßt.

Stirnhöhle: Ähnlich wie bei der Kieferhöhle imponieren Weichteilschwellung, Wanddefekte und Hämatosinus (Abb. 10).

Siebbeinzellsystem und Keilbeinhöhle: Man sieht einen pathologischen Nebenhöhleninhalt, wobei Wanddefekte sehr schlecht diagnostiziert werden können.

2.6 Nebenhöhlentumoren

Im Falle eines Nebenhöhlentumors ähneln sich die Befunde bei Kieferhöhlen, Stirnhöhlen und Siebbeinzellen (Abb. 11). Meist kommt es zur knöchernen Destruktion der Wandbegrenzung, wobei nebeneinander osteolytische und osteoplastische Vorgänge sichtbar werden. Dabei kommt es zu einer Rarifizierung und Verschiebung der Nebenhöhlenwände. Eine Beteiligung der Orbita, vor allem ein Einbruch in die Orbitaweichteile läßt sich exzellent darstellen. Aufgrund der unterschiedlichen Echogenität von Augenmuskeln, retrobulbärem Fett und Tumor ist eine ausreichend genaue Differenzierung zwischen den Strukturen möglich. Tumoren der Keilbeinhöhle lassen sich ultraso-

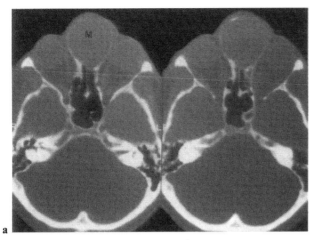

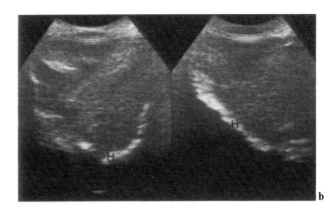

Abb. 13. a Computertomogramm Mukozele *(M)* Stirnmitte; **b** korrespondierender Horizontal- *(links)* und Vertikalschnitt *(rechts)* im B-Bild (Sektorscan; *H* = Hinterwand)

Abb. 14. a 3jähriger Junge mit infiziertem Dermoid der Nasenwurzel. **b** Ultraschallbefund des Patienten. Horizontalschnitt zeigt Dermoid (Durchmesser = 23 mm) sowie lufthaltiges Ethmoid und den Orbitainhalt

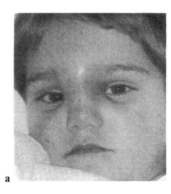

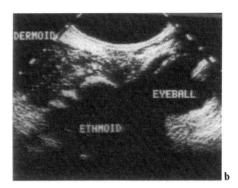

nographisch nicht mit ausreichender Sicherheit bestimmen.

Eine Sonderstellung innerhalb der Nebenhöhlentumoren nehmen die Zysten und Zelen ein (Abb. 12). Sie imponieren einmal im Sinuslumen als echoarme Strukturen, im anderen Fall unter Aufbrauchen der knöchernen Wände als echoarme Raumforderungen, die die Nebenhöhlengrenzen verlassen und die benachbarten Strukturen verdrängen (Abb. 13a, b). Bei Verwendung von hochauflösenden Schallköpfen imponiert der Zeleninhalt auch manchmal echoreich.

2.7 Weichteilprozesse des Gesichtsschädels

Zur Erfassung von Weichteilprozessen des Gesichtsschädels eignen sich sowohl Sektor- als auch lineare "small-parts"-Schallköpfe. Hier gilt vor allem, da nur sehr oberflächliche und immer schallkopfnahe Strukturen untersucht werden, daß die verwendeten Schallköpfe eine hohe Auflösung ab Schallkopfoberfläche im Bereich der ersten 2 oder 3 cm der Untersuchungsstrecke besitzen müssen.

Entzündungen und Raumforderungen im Bereich der Gesichtsweichteile lassen sich ultrasonographisch mit dem B-Bild ausgezeichnet darstellen. Hier ermöglicht die gleichzeitige Palpation Aussagen über die Konsistenz, Mobilität und evtl. Kompressibilität des Befundes. Bei Verwendung von 7,5 MHz Schallköpfen ist eine Aussage über die Strukturabgrenzung gegenüber dem umliegenden Muskelgewebe und über die Verschieblichkeit gegenüber dem knöchernen Gesichtsschädel möglich (Abb. 14a, b und 15a, b). So können sich sowohl Indurationen, die sich im Bereich der Haut befinden wie kleine Fibrome, Atherome und Lipome, darstellen lassen, als auch Prozesse, die tiefer in den Weichteilen der Gesichtsschädelmuskulatur eingelagert sind, erfaßt werden. Unabhängig ob es sich um ein blandes oder um ein hochakutes entzündliches Geschehen handelt, ist die Ultraschalldiagnostik durchführbar. Außerdem führen wir heute ultrasonographisch kontrollierte Feinnadelbiopsien von unklaren Prozessen im Bereich der Gesichtsweichteile durch. Dies ist natürlich auch bei Erkrankungen möglich, bei denen bestimmte Areale im Bereich der Nasennebenhöhlen histologisch untersucht werden sol

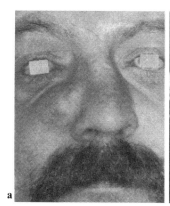 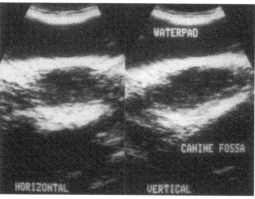

Abb. 15. a Infiziertes Atherom der Wange paranasal; b Korrespondierende Horizontal- und Vertikalschnitte unter Verwendung einer Wasservorlaufstrecke

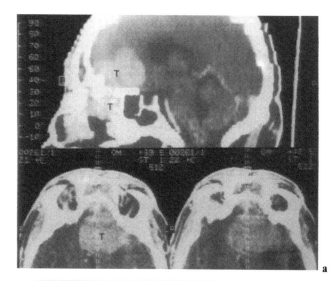

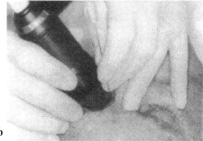 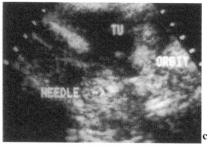

Abb. 16. a Computertomogramm eines Nasennebenhöhlentumors *(T)* mit Einbruch in die Orbita und ins Frontalhirn; b Ultraschallgezielte Feinnadelbiopsie; c Horizontalschnitt während des Puktionsvorgangs; Nadel durch *Pfeile* markiert

len. Die Histologie kann, wo es sich anbietet, unter endoskopischer Kontrolle oder neuerdings auch ultraschallgeführt oder -kontrolliert unter Verwendung von Punktionskanülen eines Außendurchmessers von 0,7–0,95 mm entnommen werden (Abb. 16a–c).

2.8 Schlußfolgerungen

Die Ultrasonographie mit dem B-Bild schließt auch in der Nebenhöhlendiagnostik die Lücke zwischen klini-schem Befund und aufwendigeren oder bzw. ionisierenden bildgebenden Verfahren, selbst bei diffizileren Fragestellungen. Wegen des großen Zeitaufwandes ist das Verfahren jedoch ungeeignet, für das Massenscreening eingesetzt zu werden. In der präoperativen Diagnostik von entzündlichen Siebbeinerkrankungen und von Tumoren der Nasennebenhöhlen hat die Ultrasonographie das computertomographische Verfahren bislang nicht ersetzen können, da die umgebenden knöchernen Strukturen nicht ausreichend genau in einer Bildebene abgebildet werden können. Hier ist die

Ultraschalldiagnostik der Computertomographie, welche durch die Verwendung von Weichteil- oder Knochenfenstern das Bild verschieden darstellen kann, sicherlich unterlegen. Hinsichtlich der Differentialdiagnose des Nebenhöhleninhaltes ist die B-Bild-Technik bis heute im Zusammenspiel mit dem klinischen Befund der konventionellen Röntgenuntersuchung, der Tomographie und selbst der Computertomographie überlegen. Bei Weichteilprozessen des Viszerokraniums erscheint sie uns in Verbindung mit dem Palpationsbefund als in ihrer Aussagekraft bislang unübertroffenes bildgebendes Verfahren. Vor allem wenn man berücksichtigt, daß sie die gezielte ultraschallkontrollierte Punktion zur Gewinnung histologischen Materials bzw. zur Feinnadelaspirationszytologie gestattet.

Ultraschalldiagnostik der Speicheldrüsen

Die Ultraschalldiagnostik der Speicheldrüsen ist ein Verfahren, über das vor nunmehr 25 Jahren erstmals berichtet wurde [43]. Wie bei der Computertomographie und der Kernspintomographie haben technische Weiterentwicklungen und zunehmende Erfahrung mit dieser bildgebenden Technik zu einer hohen Akzeptanz und besseren Aussagekraft geführt [3, 6, 9, 11, 12, 16, 20, 32, 34, 42, 54, 59, 62, 63, 66, 68, 69, 77]. Durch die Möglichkeit der gezielten und ultraschallgesteuerten Feinnadelbiopsie zur Gewinnung von histologischen Stanzzylindern bzw. einer Aspirationszytologie hat sich außerdem in den letzten Jahren eine neue Dimension in der Ultraschalldiagnostik der Speicheldrüsenerkrankungen ergeben [55].

1 Verwendete Geräte

Zu Untersuchungen der Glandula parotis als auch der Glandula submandibularis eignen sich hochauflösende Schallköpfe vom linearen- oder vom Sektortyp. Die gewählte Frequenz muß mindestens 5,0 MHz betragen, aber auch Untersuchungen mit Schallköpfen einer Frequenz von 7,5 und 10 MHz erlauben eine sehr genaue Strukturanalyse der untersuchten Speicheldrüse vor allem in den oberflächlichen Schichten. Zur Untersuchung von größeren Speicheldrüsentumoren, die sich z.B. im tiefen Lappen der Parotis befinden braucht man dagegen einen Schallkopf mit 5 MHz, da ansonsten die ausreichende Tiefeneindringung der Ultraschallstrahlen nicht mehr gewährleistet ist. Zur Vermeidung eines Schallschattens hinter dem aufstei-

genden Unterkieferast eignen sich, will man die tiefen Parotisanteile adäquat beurteilen, vor allem Sektorschallköpfe. Hier sind die größeren Linearschallköpfe dem Sektorschallkopf eindeutig unterlegen. Wie auch bei den übrigen Halsweichteilen und auch im Bereich der Nasennebenhöhlen wird jeder normale und pathologische Befund der an den Speicheldrüsen erhoben wird, durch einen entsprechenden auf dem Horizontalschnitt senkrecht liegenden Vertikalschnitt verifiziert. Bei der Untersuchung der Speicheldrüsen hat sich die Verwendung eines Erhebungsbogens bewährt (Tabelle 3), der das Strukturmuster der untersuchten Speicheldrüse bzw. des intra- oder periglandulär raumfordernden Prozesses bewertet. Eingegangen wird dabei auf Form und Größe bzw. Lokalisation des Prozesses, auf die Strukturbegrenzung, auf das Reflexverhalten und auch auf die Echotextur um nur einige Punkte zu nennen. Anschließend wird dann unter Hinzuziehung der Anamnese, des Inspektions- und des Palpationsbefundes versucht, eine vorläufige Diagnose zu stellen. In dem Zeitraum 1982–1987 haben wir 308 Patienten mit Erkrankungen der Glandula parotis und 47 Patienten mit einer Erkrankung der Glandula submandibularis untersucht, deren einzelne Krankheitsbilder in Tabelle 4 und 5 aufgeführt sind.

Tabelle 3. Erhebungsbogen bei der Ultraschalluntersuchung von Speicheldrüsenerkrankungen

Form	normal	
	pathologisch	
Größe	klein	
	normal	
	groß	
Veränderung auf Organ	limitiert	
	übergreifend	
Veränderung	diffus	
	abgegrenzt	scharf
		unscharf
		durchbrochen
	unilokulär	
	multilokulär	
Veränderung	kompressibel	
	inkompressibel	
Reflexverhalten	echoreich	
	hyporeflexibel	
	echoarm	
	echofrei	
Echotextur	homogen fein	
	homogen vergrößert	
	irregulär	
Konsistenz	zystisch	
	solid	
Lymphbahnen	frei	
	betroffen	
Dignität	benigne	
	maligne	
Verdachtsdiagnose:		

Tabelle 4. Epidemiologie der untersuchten Parotiserkrankungen

Sialadenitiden und Sialadenosen		76
Lymphadenitiden		32
Traumen		11
Tumoren:	Atherom	3
	Lipom	2
	Fibrom	1
	Neurinom	2
	Lymphangiom	6
	Hämangiom	4
	Zysten	19
	pleomorphes Adenom	73
	monomorphes Adenom	6
	Adenolymphom	21
	Hämangioperizytom	1
	Mukoepidermoidtumoren	2
	Azinuszelltumor	2
	adenoidzystisches Ca	8
	Plattenepithel Ca	14
	Ca im pleomorphen Adenom	1
	Adeno Ca	1
	undifferenziertes Ca	3
	malignes Lymphom	16
	Metastasen	4

Tabelle 5. Epidemiologie der untersuchten Erkrankungen der Glandula submandibularis

Sialadenitis und Sialadenosen	24
Lymphadenitis	8
Lipom	5
Pleomorphes Adenom	3
Malignes Lymphom	5
Adenoidzystisches Ca	2

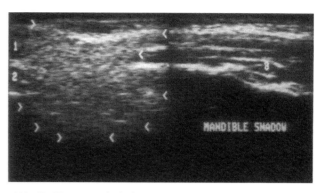

Abb. 17. Transversalschnitt normale Glandula parotis. *Pfeile* markieren das Drüsenparenchym. *1* = M. sternocleidomastoideus; *2* = Mastoid; *3* = M. masseter. Die Mandibula führt zur Schallauslöschung

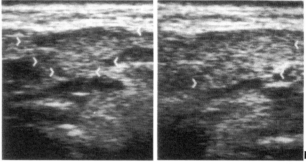

Abb. 18 a, b. Horizontal- **(a)** und Vertikalschnitt **(b)** durch die normale Glandula submandibularis (*Pfeile* markieren das Drüsenparenchym)

2 Klinische Befunde

2.1 Normalbefunde

Die Glandula parotis stellt sich im Transversalschnitt als glattbegrenztes, homogenes echoreiches parenchymatöses Organ dar. Die oberflächlichen Drüsenanteile und die Fascia parotidea lassen sich von dem subkutanen Fettgewebe gut abgrenzen. Der vordere Drüsenanteil liegt dem M. masseter auf. Durch Kontraktion und Relaxation der Kaumuskeln läßt sich der vorderste Drüsenanteil vom bucalen Fettgewebe, das ebenfalls echoreich ist, besser abgrenzen. In der Fossa retromandibularis liegen die tiefen Drüsenanteile, die sich vom Mandibelschatten anterior sowie vom Mastoid und vom M. sternocleidomastoideus posterior abgrenzen (Abb. 17). Medial vom tiefen Drüsenanteil sieht man gelegentlich den hinteren Bauch des M. digastricus sowie die Pulsation der A. carotis interna und die Kaliberschwankungen der V. jugularis profunda. Im Drüsenparenchym kann man häufig auch die V. retromandibularis ausmachen. Der Ductus parotideus, der N. facialis sowie die intraglandulären Lymphknoten sind normalerweise nicht sichtbar.

Die Glandula submandibularis ist in ihrem oberflächlichen Anteil von Haut, Faszie, Platysma und tiefer Faszie bedeckt. Sie ist ultrasonographisch leicht zugänglich. Über einen Teil der Drüse kreuzen die Vena und Arteria facialis. Der kraniale laterale Anteil der Drüse steht in enger Beziehung zur Mandibula und läßt sich ebenso wie die medialen Drüsenanteile sonographisch besser dann untersuchen, wenn die Drüse von intraoral dem Schallkopf entgegengedrückt wird. Im Transversalschnitt zeichnet sich die Drüse gegenüber dem umgebenden Fettgewebe durch etwas homogenere, feinere Echos aus. Zentral erkennt man häufig den echoarmen Zusammenfluß der Läppchenausführungsgänge (Abb. 18).

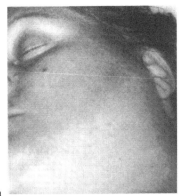

a

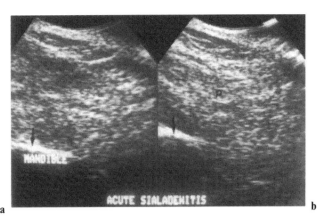

a

b

Abb. 20 a, b. Horizontal- (**a**) und Vertikalschnitt (**b**) einer chronischen Sialadenitis mit irregulär aufgelockerter Echotextur

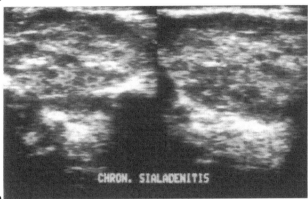

b

Abb. 19. a Diffuse eitrige Parotitis bei diabetischer Patientin mit massiver Wangenschwellung. **b** Echoreiches Drüsenparenchym mit vergröberter Echotextur. Die horizontalen Schnittebenen links und rechts unterscheiden sich um 1 cm (*P* = Parenchym, *Pfeil* = Mandibel)

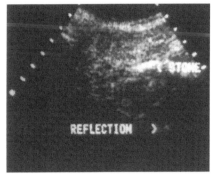

Abb. 21. Stein in der Glandula parotis mit dahinterliegendem Wiederholungsecho (*Pfeil*, Horizontalschnitt)

2.2 Spezielle Befunde

2.2.1 Akute Sialadenitis

Bei der akuten Speicheldrüsenentzündung sieht man ultrasonographisch eine Vergrößerung des Drüsenkörpers. Die glattwandige Begrenzung des Organs ist erhalten. Die Strukturreflexibilität ist insgesamt etwas verringert. Das Drüsenparenchym erscheint aufgelokkert und im Bereich des entzündlichen Ödems hyporeflexibel und echoarm. Mit zunehmendem Flüssigkeitsgehalt der Drüse werden die Grauwerte dunkler. Gelegentlich kommt es zum Anschwellen intraglandulär gelegener Lymphknoten, die durch den zunehmenden Wassergehalt nunmehr sichtbar werden. Schreitet die Entzündung in die diffuse phlegmonöse Phase über, so kommt es zu einem zunehmenden Echoreichtum des Drüsenparenchyms, wobei die Echotextur homogen und vergröbert ist (Abb. 19 a, b). Einschmelzungszonen in diesem phlegmonös entzündeten Gewebe sieht man echoarm bis echofrei, unregelmäßig begrenzt, wobei ein echoreicher Randwall auffällt. Im Zentrum der Einschmelzungsherde finden sich oft grobschollige Binnenechos, die nekrotischen Gewebsanteilen entsprechen.

2.2.2 Chronische Sialadenitis

Die chronische Form der Speicheldrüsenentzündung zeichnet sich durch eine leichte Schwellung der Drüse aus. Die Drüse ist weiterhin glatt begrenzt, das Reflexverhalten ist hyporeflexibel mit irregulären echoarmen Bezirken (Abb. 20). Die Echotextur erscheint insgesamt grobschollig aufgelockert. Eine Kontrastfüllung des Drüsenausführungsganges führt zu einer Vergrößerung der Drüse und Auflockerung des Drüsenparenchyms. Nun läßt sich der Ausführungsgang manchmal darstellen. Gelegentlich werden intraglanduläre Konkremente deutlicher sichtbar. Generell imponieren intraductale und intraparenchymatöse Konkremente ab einer Größe von 1–1,5 mm als brillierende Echos, hinter denen ab einer gewissen Größe sog. Schlagschatten manchmal auch Wiederholungsechos auftreten (Abb. 21).

2.2.3 Lymphadenitis

Bei der intraglandulären Lymphadenitis sieht man gut
abgrenzbar vom homogenen Drüsenparenchym glatt
begrenzte isoliert oder multipel auftretende hyporeflexible bis echoarme Knoten. Die Echotextur zeigt homogene feine Binnenechos. Ultrasonographisch läßt
sich eine Lymphadenitis nicht von einer Sarkoidose,
einer Onkozytose oder auch von einem Lymphom der
Parotis unterscheiden.

2.2.4 Zysten

Zystische Raumforderungen in den Speicheldrüsen er-
füllen üblicherweise alle sonographischen Kriterien,
die an eine Zyste gestellt werden: glatte Begrenzung,
regelmäßige Form, echofreies Reflexverhalten, dorsale Schallverstärkung und Kompressibilität. Wichtig ist
vor allem die Echofreiheit selbst bei hoher Schallverstärkung. Differentialdiagnostische Schwierigkeiten
können sich zu einem Warthintumor dann ergeben,
wenn dieser aus vorwiegend zystischen Tumoranteilen
besteht. Umscheidet die Zyste den Stamm des N. facialis kann dieser in Ausnahmefällen ultrasonographisch sichtbar werden (Abb. 22).

2.2.5 Traumen

Bei Traumen vor allem bei Glassplitterverletzungen
kann die Ultrasonographie wertvolle Hinweise auf
Fremdkörper im Bereich der Speicheldrüsen geben.
Bei Verletzungen des Ausführungsganges lassen sich
der gestaute proximale Ductus als gefäßähnliche
Struktur ebenso deutlich wie die echoleeren Speichel-
extravasate darstellen.

2.2.6 Solide Raumforderungen

Benigne Tumoren. Pleomorphe Adenome zeichnen
sich sonographisch meist durch einen glatten Rand,
gelegentlich auch durch Ausbuchtungen und Wand-
unregelmäßigkeiten aus (Abb. 23). Die Echotextur ist
abhängig von den verwendeten Schallköpfen. Bei Verwendung eines hochauflösenden Small-parts-Schall-
kopfes fanden sich homogene, hyporeflexible Tumoren mit feinen Binnenechos neben inhomogenen Tumoren mit vergröberten Binnenechos. Abhängig von
dem morphologischen Aufbau des Tumors mit soliden und zystischen Anteilen kommt es auch zu unterschiedlichen akustischen Darstellungen (Abb. 24). Eine dorsale Schallverstärkung hinter dem Tumor ist die
Regel. Entgegen den Angaben in der Literatur läßt

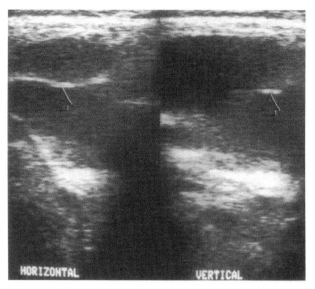

Abb. 22. Horizontal- und Vertikalschnitt einer großen Parotiszy-
ste, die den Fazialisstamm umscheidet *(Pfeil)*

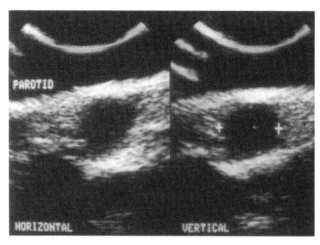

Abb. 23. Pleomorphes Adenom der Parotis. Die Kreuze im Vertikalschnitt markieren die Tumorgrenzen

nach unserer Erfahrung die ultrasonographische Lokalisation des Tumors in der Drüse keinen Rückschluß
auf seine topographische Beziehung zum N. facialis
zu. Monomorphe Adenome unterscheiden sich ultrasonographisch nicht von homogenen pleomorphen
Adenomen.

Zystadenolymphome imponieren bei niedriger
Schallverstärkung und bei Verwendung von 5 MHz-
Schallköpfen als echofreie bzw. echoarme, glatt be-
grenzte Tumoren. Andererseits besitzt gerade das
Adenolymphom eine große morphologische Spielbrei-
te von fast gänzlich zystischen Tumoren über zystische

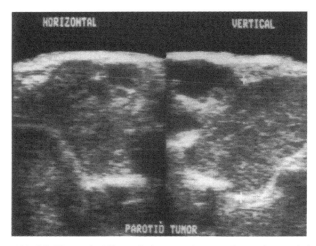

Abb. 24. Unregelmäßig aufgebautes pleomorphes Adenom bei einer alten Patientin. Der Tumor scheint seine Kapsel zu respektieren, die Kreuze und Punkte im Vertikalschnitt dienen der Tumorgrößenbestimmung, hier 27 mm

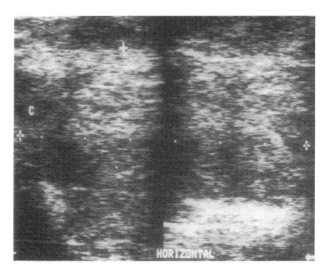

Abb. 25. Adeno-Ca der Parotis mit echoreichen und echoarmen Bezirken (Horizontalschnitt). C = Kondylus; die Kreuze markieren die Tumorgröße von 45 × 65 mm

Tumoren mit papillären Kompartimenten hin zu Tumoren, die ultrasonographisch echoarm und mit homogen vergröberten Binnenechos eher solid erscheinen. Bei bilateralem Tumorauftreten kann es ultrasonographisch zu deutlichen Rechts-Linksdifferenzen kommen, die die unterschiedliche Sonomorphologie dieser Tumore besonders deutlich veranschaulichen.

Maligne Tumoren. Lymphome der Speicheldrüsen führen zu einer Vergrößerung der Drüse, wobei im Drüsenparenchym echoleere gut abgegrenzte Knoten mit dorsaler Schallverstärkung auftreten können. Spe-

ziell beim Non-Hodgkin-Lymphom können diese Knoten unterschiedlicher Größe sehr zahlreich sein. Teilweise lassen sich ultrasonographisch konfluierende echoleere Areale ausmachen. Im Extremfall kann die stark vergrößerte Drüse ein mottenfraßähnliches Aussehen erhalten, wobei echoarme ausgestanzte Areale mit echoreichen Arealen des Restparenchyms abwechseln.

Maligne epitheliale Tumoren der Speicheldrüsen imponieren durch ihre unscharfe Strukturbegrenzung und ihre inhomogene Echotextur (Abb. 25). Dabei zeichnen sich, ist nur ein Teil der Drüse betroffen, die echoarmen Reflexmuster der Tumoren gegenüber der homogenen Echotextur der normalen Parotis deutlich ab. Wichtig ist in jedem Fall eine Kontrolle der abführenden Lymphknotenstationen.

Häufig können aber die modernen bildgebenden Verfahren wie die Sonographie, die Computertomographie oder die Kernspintomographie nicht auf Anhieb zu einer korrekten Diagnose der Speicheldrüsenerkrankung führen [1, 4, 48, 49, 69]. Wir erzielen mit der Ultraschalldiagnostik eine Treffsicherheit von 87% hinsichtlich der Fragestellung: Erkrankung der Drüse oder des umgebenden Gewebes, Konsistenz zystisch oder solid, unilokulär oder multilokulär, und hinsichtlich der Frage: benigne oder maligne von 78%. Zur präoperativen Diagnostik und Therapieplanung ist aber häufig eine feingewebliche Diagnose erforderlich.

3 Ultraschallgesteuerte Feinnadelbiopsie der Speicheldrüsen

Obwohl Bleier und Rochels [6] bei Verwendung des A-Scans eine hohe Sensitivität und Spezifität hinsichtlich der Frage maligner oder benigner Parotisprozesse angeben und sogar eine ultrasonographische Artdiagnose des Prozesses versuchen, kann die endgültige Diagnose nur anhand eines histologischen bzw. zytologischen Befundes gestellt werden. Zwar besitzen wir eine sehr hohe Sensitivität bei der Erkennung eines pathologischen Prozesses in der Parotis, eine hohe Spezifität kann aber nur bei gezielter Punktion der beobachteten Veränderung und histologischer Diagnose erzielt werden. Seit 1986 führen wir deshalb unter ultrasonographischer Kontrolle entweder eine Feinnadelaspiration zur Gewinnung eines zytologischen Präparates mit einer 17er Kanüle durch, oder es wird eine Stanzbiopsie entnommen, die zur Gewinnung eines histologischen Zylinders dient (Abb. 26 und 27). Dabei verwendeten wir einmal die Chiba-Nadeln modifiziert nach Otto mit einem Außendurchmesser von 0,95 mm oder eine Vakucutnadel mit einem Außendurchmesser von 0,95 mm.

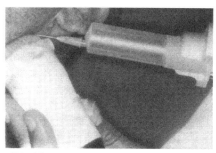 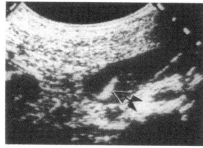

Abb. 26. Ultraschallgesteuerte Feinnadelbiopsie der Parotis mit freier Nadelführung

Abb. 27. Speicheldrüsentumor mit 17er Kanüle im Zentrum des Tumors während des Punktionsvorganges (*Pfeil* markiert das Echo der Nadel im Horizontalschnitt)

Abb. 26   **Abb. 27**

Der Punktionsvorgang läuft im einzelnen folgendermaßen ab: Während des Untersuchungsvorganges wird der mit Gel bedeckte Schallkopf mit einer dünnen sterilen Folie überzogen und nach chirurgischer Präparation der Haut mittels einer alkoholischen Lösung direkt an die Haut angekoppelt. Das bedeutet, daß der Kontakt zur Haut durch die Folie und das alkoholische Lösungsmittel gewährleistet wird. Zur Punktion, und nun unabhängig davon ob man eine Feinnadelaspiration oder eine Stanzbiopsie durchführt, bevorzugen wir die freie Führung der Punktionsnadel neben dem Schallkopf. Dies erlaubt die beliebige Abwinkelung und Modifikation der Punktionsachse. Es stehen aber auch Schallköpfe mit einem Punktionskanal zur Verfügung, dessen Winkel beliebig einstellbar ist. Diese sog. Punktionsschallköpfe eignen sich aber nach unserer Erfahrung weniger zur Punktion oberflächennaher Prozesse.

Die im einzelnen untersuchten Erkrankungen der Speicheldrüsen, bei denen eine Punktion durchgeführt wurde, sind Tabelle 6 zu entnehmen.

Die Ergebnisse der Dignitätsbestimmung waren sowohl für die zytologische als auch die histologische

Untersuchung mit 86,9% und 90% hoch. Die endgültige und korrekte Diagnose wurde durch die zytologische Untersuchung in 64,3% und durch die histologische Untersuchung in 71,7% gestellt. Unzureichendes Material für eine zytologische Diagnose wurde bei 8,9% der Patienten und für eine histologische Diagnose bei 10% der Patienten gewonnen. Komplikationen wurden 4mal beobachtet. Zweimal kam es zu Entzündungen des Einstichkanals, zweimal zu einer geringen Hämatombildung aufgrund insuffizienter Kompression nach der Punktion. Eine Fazialisparese wurde nicht beobachtet.

4 Schlußbetrachtung

Die diagnostische Palette der bildgebenden Verfahren bei Speicheldrüsenerkrankungen besteht heute aus der Röntgenleeraufnahme, der Sialographie, der Ultraschalluntersuchung, der Computertomographie, der Computersialographie und der Kernspintomographie [34, 48, 54, 62, 63, 69]. Mit zunehmender Erfahrung des Untersuchers erreicht jedes bildgebende Verfahren eine Aussagekraft, die z. B. für die Ultrasonographie um die 80% hinsichtlich der Dignitätsbestimmung liegt [34, 63, 68]. Andere Autoren geben der Sialographie mit 84% Genauigkeit den Vorzug und sehen in der Kombination beider Methoden ein ideales Verfahren mit einer Genauigkeit von 94% [20]. Schadel und Wagner [68] versuchen eine Indikationsstellung für beide sich teilweise ergänzende Methoden zu definieren. Aus unserer Erfahrung möchten wir die sehr hohe Trefferquote in der Diagnostik pathologischer Parotisveränderungen unterstreichen. Wir sind bei Verwendung neuer hochauflösender Schallköpfe und großer Erfahrung in der Lage, eine Differentialdiagnose zwischen einer Parenchymerkrankung und einem soliden oder zystischen Tumor der Speicheldrüsen zu treffen. Aber schon bei der Dignitätsbestimmung oder gar der Zuordnung zu bestimmten Krankheitsbildern ist

Tabelle 6. Punktionergebnisse verschiedener Speicheldrüsenerkrankungen bei ultraschallgesteuerter Feinnadelbiopsie

Erkrankung	n = 84	Richtige Dignität		Richtige Diagnose	
		zyto	histo	zyto	histo
Parenchymatös	18	14	17	11	15
Zysten	12	11	–	11	–
Tumoren (benigne)					
pleomorphes Adenom	14	14	14	14	14
Warthintumor	8	8	7	4	7
monomorphes Adenom	6	4	6	–	1
Karzinom	10	8	8	3	6
Lymphknoten					
Lymphadenitis	12	11	–	11	–
maligne Lymphome	4	3	2	–	–

Zurückhaltung angezeigt. Hochauflösende Small-parts-Schallköpfe mit einer Frequenz von 7,5 oder 10 MHz stellen die oberflächlichen 4 cm eines pathologischen Prozesses der Speicheldrüsen gut dar, zur Bestimmung tieferer Prozesse und zur topographischen Orientierung zu den Nachbarstrukturen sind aber 5 MHz Schallköpfe erforderlich. Dabei verringern Sektorschallköpfe durch den schrägen Einfallswinkel den Mandibelschatten gegenüber Linearköpfen und erlauben auch die Erkennung von Speicheldrüsenstrukturen, die etwas hinter dem Unterkiefer gelagert sind. In aller Deutlichkeit muß man aber verschiedenen Autoren [48, 57, 69] zustimmen, daß bei großen und tiefen Prozessen der Speicheldrüsen, vor allem aber bei Malignomverdacht zusätzliche Untersuchungen mit der Computertomographie oder der Kernspintomographie durchgeführt werden müssen. Obwohl diese Verfahren unterschiedliche und weitergehende Aussagen vor allem über die Tiefenausdehnung, die topographische Lagebeziehung sowie über destruktive Veränderungen erlauben, stoßen sie hinsichtlich der Dignitätsbestimmung und hinsichtlich der endgültigen Diagnose an die gleichen Grenzen wie die Ultraschalldiagnostik. Die einzige relativ verläßliche Methode einer präoperativen morphologischen Diagnostik stellt die Feinnadelbiopsie dar. Wir stimmen mit Chilla [15] überein, daß sie die Methode der Wahl zur präoperativen Typisierung von Speicheldrüsengeschwulsten ist und auch bei Sialadenosen und Sialadenitiden hohe diagnostische Aussagekraft besitzt. Gegenüber der durch den Palpationsbefund gesteuerten Feinnadelbiopsie hat der im bildgebenden Verfahren dargestellte Punktionsvorgang deutliche Vorteile. Hierbei ist die ultraschallgesteuerte Biopsie der computertomographisch gesteuerten Biopsie [4] überlegen. Ultrasonographisch kontrollierte Feinnadelbiopsien der Speicheldrüsen erlauben die gezielte Aspiration von Prozessen mit einem Durchmesser von 3–4 mm an jeder Stelle des Parenchyms, sofern sie ultrasonographisch abgrenzbar sind. Die Komplikationsrate dieses Verfahrens ist sehr gering und bei unzureichender Materialgewinnung kann unbedenklich ein erneuter Punktionsversuch durchgeführt werden.

Ultrasonographie des Mundbodens und der Zunge

Inspektion und Palpation sind die klassischen Mittel der Befunderhebung am Mundboden und der Zunge. Eine pathologische Veränderung der Zunge und des Mundbodens geht meist mit Schmerzen einher und kann zu einer Beeinträchtigung der Zungenmotilität

und auch der Mundöffnung führen. Besteht Würgereiz, so ist die exakte Befunderhebung erschwert.

Röntgennativaufnahmen und auch die Computertomographie sind nicht in der Lage bei auf den Zungenkörper beschränkten Prozessen, die nicht zu einer Destruktion der umgebenden knöchernen Strukturen führen, ausreichend sichere Aussagen hinsichtlich der Krankheitsausdehnung zu machen. Die diagnostischen Möglichkeiten sind durch die Kernspintomographie verbessert worden, aber es handelt sich hier um eine sehr teure Methode und es muß sich gefragt werden, ob unter dem Gesichtspunkt der Wirtschaftlichkeit die Diagnostik des Mundbodens und der Zunge wirklich das Areal ist, das von der Kernspintomographie so viel aussagekräftiger erfaßt wird als durch andere Untersuchungsmethoden. Seit Hauenstein et al. [36] hat die Sonographie des Mundbodens und der Zunge zunächst mit Compound-Scannern und in den nächsten Jahren dann mit zunehmender Qualität der Real-time Scanner, weitere Verbreitung gefunden. Dies betraf sowohl die tumorösen als auch entzündlichen Prozesse der Zunge. Außerdem wird die Sonographie zur Funktionsdiagnostik der Zungenmotilität beim Sprech- und Schluckvorgang und auch als Mittel zum bio-feedback-Training bei Zungendyskinesien empfohlen [5, 9, 27–30, 36, 37, 51, 54, 60, 61, 72, 73]. Die Sonographie bietet sich geradezu zur Untersuchung der Zunge aus folgenden Gründen an:
1. Die Zunge ist ein muskulöses Organ, das homogen und beweglich zwischen den knöchernen Strukturen der Mandibula und dem Hyoid aufgehängt ist. Gegenüber dem Zungenkörper mit seiner mittleren Echogenität fallen stets die echoarmen Muskeln auf, die entweder zur Zunge oder zum Mundboden gehören. Es sind der M. mylohyoideus, der M. geniohyoideus, der M. genioglossus und der anteriore Bauch des M. digastricus. Die Zungenoberfläche unterscheidet sich vom Zungenkörper mittlerer Schalldichte durch ein helles Abschlußecho. Hier ist die Grenzschicht: Gewebe-Luft und es erfolgt eine Totalreflexion der Ultraschallwellen.
2. Die Impedanzsprünge bei Erkrankungen des Zungenkörpers führen zu Inhomogenitäten, Arealen der Echoarmut und des Echoreichtums, die über die Dichteunterschiede, die im Computertomogramm feststellbar sind, hinausgehen.
3. Artefakte durch Zahnfüllungen oder -kronen fallen im Gegensatz zur Computertomographie bei der Ultrasonographie weg.

1 Anforderungen an das Gerät

Grundsätzlich eignen sich zur extraoralen Untersuchung des Zungenkörpers Sektor- oder lineare Schall-

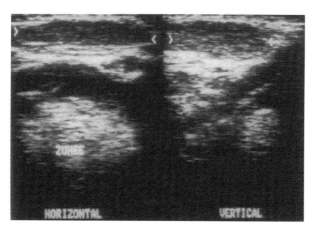

Abb. 28. Submentales Lipom im Horizontal- und Vertikalschnitt (*Pfeile* begrenzen das Lipom)

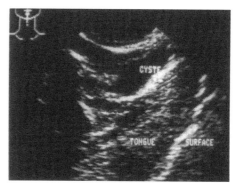

Abb. 29. Mediale Halszyste und Zunge im Vertikalschnitt, *Surface* = Zungenoberfläche, Piktogramm links oben zeigt die Schnittebene

köpfe einer Frequenz von 5–7,5 MHz, wobei der Schallkopf durch eine Vorlaufstrecke angekoppelt sein kann. Bei Verwendung eines 7,5 MHz Schallkopfes reicht die Eindringtiefe oft nicht aus, um den gesamten Zungengrund und die Zungenoberfläche darzustellen. Dies gilt vor allem für die sog. "smallparts"-Schallköpfe. Ist eine Untersuchung der beweglichen Anteile des vorderen Zungendrittels von enoral geplant, läßt sich eigentlich in der Regel nur ein kleindimensionierter Sektorschallkopf zur Untersuchung verwenden.

2 Untersuchungstechnik

Wie bei der gesamten Ultraschalluntersuchung im Kopf-Hals-Bereich muß auch die Zunge stets in zwei Ebenen untersucht werden. Die extraorale Untersuchung der Zunge am liegenden Patienten mit überstrecktem Kopf eignet sich zur Darstellung des mittleren und hinteren Zungenkörpers und des Zungengrundes. Die Tonsillenregionen werden miterfaßt, ebenso die schallkopfnahen Anteile des Mundbodens (Abb. 28 und 29). Das vordere Zungendrittel läßt sich entweder von enoral darstellen oder bei leicht geöffnetem Mund in Zungenruhelage von extraoral. Zur besseren Darstellung des anterioren Zungenabschnitts kann man die Zunge manuell supprimieren. Hierbei läßt sich dann der Fingernagel des Untersuchers deutlich identifizieren. Die Beurteilung der Zunge und des vorderen Mundbodens wird auch manchmal dadurch begünstigt, daß der Patient einen Schluck Wasser im Mund hält. Dies beseitigt vor allem die Luftartefakte im seitlichen Zungensulcus zwischen Zunge und Unterkiefer. Die unregelmäßige Oberfläche von Ulzera mit ihren im Ultraschall brillierenden Echos als Ausdruck der Totalreflexion an der Grenzfläche: Ulkus-

oberfläche-Luft und den dahinter liegenden Wiederholungsechos wird klarer definiert. Ein unüberwindbares Hindernis bleiben die Schallschatten der Mandibula.

3 Klinische Befunde

3.1 Normalbefund Zunge

Der Zungenkörper ist mäßig echoreich. In ihm fallen bereits die o. g. Muskeln als echoarme meist symmetrische Zonen auf. Sie können in zwei senkrecht aufeinander stehenden Ebenen besser identifiziert werden. Die A. lingualis imponiert häufig als pulsierendes Gefäß. Die Zungenoberfläche, die Grenzschicht zum Luftgehalt des Oropharynx und der Mundhöhle stellt sich als helles Abschlußecho dar (Abb. 30). An ihr erfolgt Totalreflexion. Da die Distanz Mundboden-Zungenoberfläche normalerweise 6–8 cm beträgt, muß die Verstärkung und der Tiefenausgleich der verwendeten hochauflösenden Geräte so erhöht werden, um die Zungenoberfläche darzustellen, daß dahinter zahlreiche Wiederholungsechos auftreten. Dies erschwert die Beurteilung einer unregelmäßigen Zungenoberfläche, so daß die sichersten Aussagen über pathologische Veränderungen der Zunge nur hinsichtlich der absoluten und relativen Tiefenausdehnung von Prozessen unterhalb der Zungenoberfläche gemacht werden können.

3.2 Pathologische Prozesse

Die Ultrasonographie ist eine funktionelle Methode, in die Inspektion und Palpation mit einfließen müssen. Die Echographie muß der Inspektion belassen, was

Abb. 30. Vertikalschnitt durch die Zunge. Normalbefund. *1* = Mundboden, *2* = Zungenunterseite, *3* = Zungenoberfläche, *Base* = Zungengrund, *Tip* = Zungenspitze

Abb. 31. Horizontalschnitt durch die Zunge. *TU* = Tumor der sich über die Mittellinie und in die laterale Pharynxwand erstreckt. *S* = Zungenoberfläche, *Pfeile* markieren Tumorgrenzen, *N* = normales Zungengewebe, ultrasonographisch echoreich

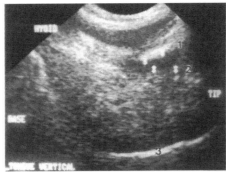

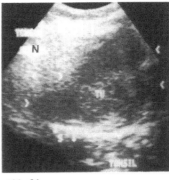

Abb. 30   **Abb. 31**

die Inspektion besser vermag, nämlich die Beurteilung der Schleimhautoberfläche, und sie soll das übernehmen, was sie ihrerseits besser beherrscht, nämlich dem Palpationsbefund eine meßbare Dimension zu verleihen und mögliche Infiltrationen in die Tiefe nachzuweisen oder auszuschließen. Maligne und entzündliche Läsionen der Zunge lassen sich meist anamnestisch weiter abklären. Echographisch imponieren beide im Vergleich zum Zungenparenchym echoärmer. Vor allem die Bestimmungen der Größe einer Läsion, ihre Lage und ihre Beziehung zur Mittellinie lassen sich sonographisch gut durchführen (Abb. 31). Erstreckt sich ein Tumor auf die laterale Pharynxwand oder die Tonsille, so läßt sich auch dies erfassen. Der Schatten der Mandibel bleibt als limitierender Faktor bestehen. In der Regel sieht man Läsionen ab einer Größenordnung von 1 cm. Erkrankungen des Zungenrandes und des mobilen anterioren Zungenanteils sind ultrasonographisch schlecht zu diagnostizieren, weil die Außenkontur der Zunge ringsum von Luft umgeben ist. Zwischen einer Tumorinfiltration und einem perifokalen entzündlichen Geschehen wie dies z. B. im Kernspintomogramm möglich ist, kann man ultrasonographisch nicht differenzieren. Die Genauigkeit der ultrasonographischen Befunde hinsichtlich der Größenausdehnung vor allem von Zungengrundläsionen wird von Pavelka et al. [61] mit 70% angegeben. Damit wird der Palpationsbefund um 20% übertroffen. Unklare Läsionen der Zunge lassen sich auch durch ultraschallgesteuerte Feinnadelbiopsien punktieren. Wird der Schallkopf submental plaziert, kann von extra- oder intraoral punktiert werden.

Eine weitere Domäne der Ultraschalluntersuchung des Zungenparenchyms ist die Verlaufskontrolle von Tumoren nach alleiniger Radiotherapie mit oder ohne Radiosensibilisierung oder Hyperthermie. Auf die Bestrahlung ansprechende Läsionen werden zeitversetzt kleiner und echoreicher. Eine persistierende Echoarmut sollte nach mehrwöchiger Dauer bioptisch überprüft werden. Schmerzen gehen meist einer ultrasonographisch bemerkbaren Größenzunahme eines Restherdes voran und sind ein frühes und sicheres Indiz eines Rezidivs.

4 Schlußfolgerungen

Die Ultraschalldiagnostik ist eine gute Methode zur Beurteilung des Zungenkörpers, die den intraoralen Palpationsbefund vor allem bei Prozessen der hinteren Zunge mit und ohne Übergang auf die Tonsille und Pharynxwand erweitert. Der Palpationsbefund wird um mindestens 20% in seiner Aussagekraft verbessert. Therapiekontrollmöglichkeiten und Rezidivfrüherkennung sind weitere Pluspunkte für einen sinnvollen Einsatz der Ultrasonographie an der Zunge. Vor der ultraschallgesteuerten Biopsie auch der sensiblen Zunge sollte bei klarer Indikation nicht zurückgeschreckt werden.

Ultrasonographie des Halses

Die Ultrasonographie des Halses als ergänzendes prä- und posttherapeutisches Untersuchungsverfahren hat sich international durchgesetzt [2, 9, 13, 21–24, 26, 33, 35, 39, 46, 47, 54, 58, 64, 67, 74, 78, 80, 82, 84]. Dabei führte die Entwicklung hochauflösender Schallköpfe zu neuen Befunden der Echomorphologie bestimmter Erkrankungen des Halses. Imponierte früher z. B. die laterale Halszyste als echoleere und kompressible Struktur mit deutlicher Rückwandverstärkung, so sieht man heute bei Verwendung eines 7,5 MHz smallparts transducers einen umschriebenen Herd, der glatt begrenzt ist und homogen von feinen Binnenechos relativ gleichmäßiger Intensität ausgefüllt ist (Abb. 32).

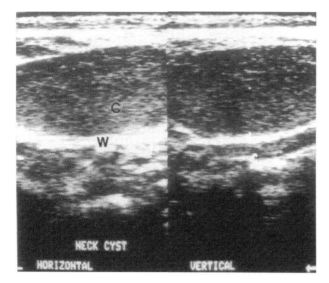

Abb. 32. Typisches Bild einer lateralen Halszyste aufgenommen mit einem „small-parts"-Schallkopf, $W =$ Zystenwand, $C =$ Zystenlumen

Abb. 33. a Halslymphknotenmetastase, palpatorisch mit Haut und Karotis verbacken. **b** Duplex Scan: *linkes Bild:* B-Bild des Knotens und der Karotis *(C), rechtes Bild:* Dopplersonogramm des Gefäßes. Der Knoten liegt breit der Karotis auf, beeinträchtigt aber nicht die Strömung. Diese wird zwischen den horizontalen Balken im linken Bild gemessen. **c** Operationssitus nach Entfernung der Halsmetastase, der Knoten ließ sich leicht von der Karotis entfernen.

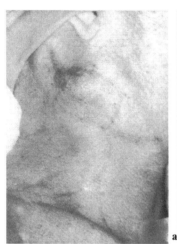
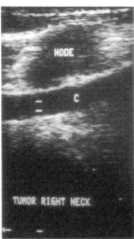
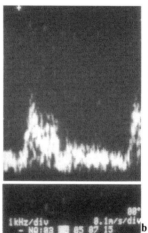
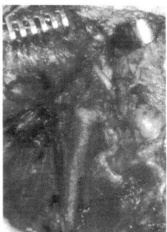

Die Rückwandverstärkung existiert, ist aber nicht mehr das zentrale differentialdiagnostische Kriterium. Dieses neue ultrasonographische Bild der lateralen Halszyste ist dabei so typisch, daß es zusammen mit dem klinischen Befund zu einer Diagnose auf den ersten Blick führt. Die Verbesserung der Schallköpfe hat auch dazu geführt, daß, bedingt durch die höhere Auflösung, eine größere Sensitivität für die Erkennung auch kleiner pathologischer Veränderungen, so z. B. Metastasenbefall kleiner Lymphknoten, erreicht wurde. Zwei weitere Entwicklungen vergrößerten den Anwendungsbereich der Ultrasonographie im Halsbereich. Es war dies einmal das sog. Duplex-Verfahren, das neben der Darstellung von Gefäßen im B-Bild die kontinuierliche Registrierung der Flußgeschwindigkeit und Flußrichtung mittels eingespieltem Doppler erlaubte (Abb. 33 a–c). Die Einführung der farbcodierten Doppler in der Kardiologie führte auch zur Erprobung dieser Technik im Kopf-Hals-Bereich, obwohl der Kostenaufwand des Gerätes für diese Indikationsstellung in keiner Relation zum Aussagegewinn gegenüber dem konventionellen Duplex-Verfahren steht. Die letzte und wichtigste Verbesserung in der Ultraschalluntersuchung im Kopf-Hals-Bereich ist die Möglichkeit zur ultraschallgesteuerten Feinnadelbiopsie. Da die neuen Ultraschallköpfe zu einer hohen Sensitivität der Untersuchung geführt haben, verbessert nunmehr die ultraschallgesteuerte Feinnadelbiopsie auch die Spezifität der erhobenen Befunde und wird zunehmend therapeutisch relevant.

Betrachtet man die Ultrasonographie des Halses unter dem Aspekt dieser Entwicklungen, dann ergibt sich folgendes Bild hinsichtlich der Indikationsstellung zur Sonographie:

1. Isolierte Erkrankungen der Halsweichteile,
2. entzündliche Erkrankungen,
3. peritherapeutische Untersuchungen bei Malignomen im Kopf-Hals-Bereich,
4. Erkrankungen die mit dem Gefäßsystem des Halses in Beziehung stehen,
5. prätherapeutische histologische Diagnosesicherung.

1 Anforderung an das Gerät

Zur Sonographie des Halses eignen sich gleichermaßen lineare gerade oder konvexe Schallköpfe oder Sektorschallköpfe mit oder ohne Wasservorlaufstrekke. Hochfrequenzschallköpfe mit 7,5 oder 10 MHz eignen sich zur Untersuchung oberflächennaher Strukturen, tiefer frequente Schallköpfe mit 5 MHz zur Untersuchung tiefer liegender Strukturen. Sog. Biopsie-Schallköpfe besitzen dabei einen Punktionskanal entweder mit vorgegebener oder mit variabler Abwinkelung zur Richtung des Schallstrahls. Wir bevorzugen die freie Nadelführung neben der Ultraschallsonde.

2 Klinische Befunde

2.1 Isolierte Erkrankungen der Halsweichteile

Es ist unsinnig, einen Versuch zu unternehmen, Treffsicherheit, Spezifität und Sensitivität der Ultrasonographie bei isolierten Erkrankungen des Halses zu definieren und dabei den Inspektions- und Palpationsbefund nicht zu berücksichtigen. Die Ultraschalldiagnostik ist eine klinische Methode, die in dem Maße ihre Aussagekraft vergrößert, wie der Untersucher an klinischer und ultrasonographischer Erfahrung gewinnt. Klassische Befunde wie die Diagnose eines Hämangiolymphoms der tiefen Halsweichteile lassen sich dann stellen, wenn der klinische Befund der Kompressibilität und der wechselnden Größe korreliert wird mit der echographischen Echoarmut oder -leere, der topographischen Lagebeziehung zu Gefäßen, die in diesen echoarmen Zystenraum hineinpulsieren können, wobei sich auch ultrasonographisch der unterschiedliche Füllungszustand verifizieren läßt. Dies alles führt zur korrekten Diagnose, wobei Kliniker und Untersuchungsmethode überfordert sind, den Anteil der lymphomatösen oder hämangiomatösen Komponente präoperativ abschätzen zu wollen. Wie bereits in den verschiedenen Lehrbüchern beschrieben [9, 18, 54] haben Fibrome, Lipome, Atherome, Neurinome und Gefäßtumoren sowie Lymphknoten eine bestimmte

Sonomorphologie, die sich, je nach verwendetem Schallkopf, wie am Beispiel der lateralen Halszyste demonstriert, etwas ändert, die aber im einzelnen hier nicht aufgeführt werden soll.

2.2 Entzündliche Erkrankungen

Der Wert der Ultrasonographie bei der Diagnostik entzündlicher Prozesse im Halsbereich ist heute unumstritten, obwohl sie für den Untersucher anspruchsvoll ist. Beeindruckend ist natürlich die Diagnose entzündlich veränderter Lymphknoten unter dem M. sternocleidomastoideus oder auf dem M. scalenus bei einem plötzlich auftretenden Tortikollis im Kindesalter. So lange diese Lymphknoten vergrößert, aber voneinander isoliert und abgegrenzt bleiben, ist ein konservativer Therapieversuch mit ruhigem Gewissen fortzuführen. Eine perifokale Zunahme der Echogenität, ein Konfluieren einzelner Lymphknoten, eine Strukturaufhebung mit zentralem Echogenitätsverlust und Auftreten von grobfleckigen Binnenechos, umgeben von echoarmen Arealen mit und ohne Rückwandverstärkung, lassen natürlich zusammen mit dem klinischen Bild, im Verlauf gesehen, die Diagnose zu: in Einschmelzung befindlicher Herd, der auf Therapie anspricht oder inzidiert werden muß (Abb. 34a, b). Eine Differentialdiagnose anläßlich der Erstvorstellung, ob es sich um einen primären Halsabszeß oder aber um eine sekundär infizierte Halszyste handelt, ist zu diesem Zeitpunkt ultrasonographisch nicht genauer als klinisch möglich.

Fremdkörper jeglicher Provenienz, unabhängig von ihrer Röntgendichte und unabhängig, ob sie bland oder sekundär entzündet im Gewebe lokalisiert sind, lassen sich ultrasonographisch hervorragend nachweisen. Dabei muß ggf. erwogen werden, einen small-parts-Schallkopf mit einer sterilen Folie zu überziehen und im Rahmen der Primärversorgung im Operationssaal zur intraoperativen Lokalisation des Fremdkörpers einzusetzen. Kommt es zu einer Entzündung des Halses während oder nach einem zentralen Zugang über die V. jugularis profunda, so läßt sich ultrasonographisch rasch eine Phlebitis oder eine Thrombose der tiefen Halsvenen darstellen, worauf später noch eingegangen wird. Hier hilft vor allem der Duplex-Scan weiter.

3 Peritherapeutische Untersuchungen bei Malignomen

Die prätherapeutische Untersuchung befaßt sich vor Einleitung jeglicher Therapiemaßnahmen zunächst mit der Lokalisation und der T-Klassifikation des Pri-

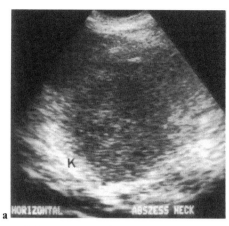

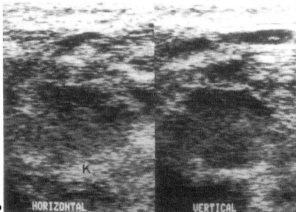

Abb. 34 a, b. Zwei Halsabszesse. **a** Abszeß mit starker perifokaler Infiltration und deutlicher Kapselbildung *(K)*, homogener Abszeßinhalt. **b** Abszeß mit weniger stark ausgebildeter Kapsel, inhomogener Abszeßinhalt

märtumors. Über die Validität der Ultraschalldiagnostik bei der prätherapeutischen Bestimmung befallener oder nicht befallener Lymphknoten und der sich daraus ergebenden therapeutischen Konsequenzen beschäftigen sich die meisten der o. g. Autoren. Dabei gibt es Vergleichsuntersuchungen zum Palpationsbefund, zur Computertomographie, zur Lymphoszintigraphie und auch zur Kernspintomographie. Grundsätzlich ist zu bemerken, daß die Ultraschallimpedanzänderungen zwischen tumorösen Geweben und Normalgeweben sowie zwischen tumorös vergrößerten Lymphknoten und der Gefäßwand größer sind, als die Dichteunterschiede im Computertomogramm (Abb. 35). Zwar besitzen Kernspintomographen mit 2,0 T eine hervorragende räumliche Auflösung und erlauben auch Flußmessungen in den Halsgefäßen, durch Bewegungsartefakte und durch die langsame Aufnahmezeit ist die Kernspintomographie aber der Ultraschalldiagnostik hinsichtlich der Aussage: Wandinfiltration eines Halsgefäßes nicht überlegen.

Ich möchte mich im folgenden sehr subjektiv auf diejenigen Indikationen beschränken, bei denen die Ultraschalldiagnostik prätherapeutisch meine Behandlungsstrategie beeinflussen kann und dies im einzelnen erläutern.

Bei lateralisierten Tumoren und palpablen Lymphknoten der gleichen Halsseite herrscht mit und ohne Ultrasonographie heute Einigkeit, eine gleichseitige Neck dissection durchzuführen. Die Ultraschalldiagnostik kann hier prätherapeutisch im einzelnen Aufschluß geben über 1. ob mehr Lymphknoten vergrößert sind als palpatorisch feststellbar – dabei kann keine Aussage getroffen werden, ob die dargestellten Lymphknoten Metasen befallen sind oder nicht, 2. inwieweit und wie eng sich die Lymphknoten der V. jugularis profunda anlagern, bzw. mit ihr verbacken sind oder sie verlegen (Abb. 36) und 3. ob sich im hinteren oberen Halsdreieck um den N. accessorius vergrößerte Lymphknoten befinden. Die Ultraschalldiagnostik vermag also unter Berücksichtigung der Aussagen 2 und 3 bereits therapeutische Richtlinien zu vermitteln, ob eine konservierende oder radikale Halsausräumung durchzuführen ist und ob der N. accessorius geschont werden kann. Sind bei lateralisierten Tumoren gleichseitige Halslymphknoten nicht palpabel, ultrasonographisch aber nachweisbar, bestehen drei Möglichkeiten: a) den Hals als positiv zu bewerten, aber einer Strahlentherapie zu überantworten, b) eine „elektive" neck dissection durchzuführen mit der 30% igen Chance, histologisch nicht befallene, aber ultrasonographisch vergrößerte Lymphknoten zu entfernen und c) die endgültige Therapie von der ultraschallgesteuerten Feinnadelbiopsie abhängig zu machen, wobei auch deren Ergebnisse eingeschränkt gesehen werden müssen. Hierauf wird noch eingegangen. Bei bilateral palpablen Halslymphknoten ermöglicht mir die Ultrasonographie – wie bereits erwähnt – im Zusammenhang mit dem klinischen Untersuchungsbefund das prätherapeutische Abschätzen: auf welcher Seite ist eine konservierende Halsausräumung wahrscheinlich möglich. Hier sollte also mit der Operation begonnen werden. Läßt sich die konservierende Halsausräumung dann wider Erwarten nicht durchführen und muß eine radikale neck dissection durchgeführt werden, so kann die zweite Seite erst nach einem 6-wöchigen Intervall ausgeräumt werden, da hier ultrasonographisch ein Erhalt der V. jugularis präoperativ kaum möglich erschien und diese Aussage an Hand des Ultraschallbefundes erfahrungsgemäß verläßlich ist.

Sind einseitig Halslymphknoten palpabel und auch metastasenverdächtig, neigt der Tumor von seinen kanzerologischen Kriterien her zur okkulten Metastasierung, und sind ultrasonographisch vergrößerte Lymphknoten auf der Gegenseite nachweisbar, die

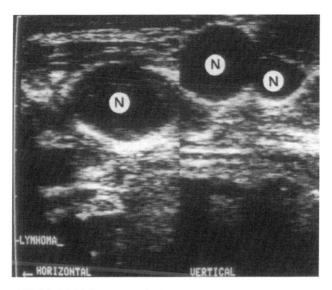

Abb. 35. Multiple Non-Hodgkin-Lymphome *(N)* am Hals im Horizontal- und Vertikalschnitt

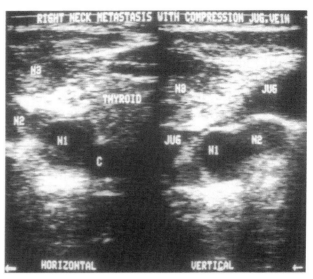

Abb. 36. Verlegung der V. jugularis *(JUG)* durch einen Lymphknoten *(N3) C* = Karotis, *N1–N3* bezeichnen verschiedene Knoten, wobei N3 die V. jug verlegt

aber palpatorisch nicht auffallen, so besteht wiederum die Möglichkeit, die betreffende, nur ultrasonographisch positive Halsseite einer Radiotherapie zu überantworten oder sie zu revidieren. Entschließt man sich zum letzteren Procedere, sollte auch hier der Eingriff auf dieser Seite beginnen. Ist der Befund unklar, kann vorher biopsiert werden.

Klinische Relevanz besitzt die Ultrasonographie auch bei großen Prozessen, die der Wand der A. carotis communis oder interna aufliegen, sie einengen, zu Strömungsveränderungen führen und sich palpatorisch unter ultrasonographischer Kontrolle kaum gegen die Gefäßwand verschieben lassen. Zwar zeigt die klinische Erfahrung, daß sich diese Tumoren unter Verwendung mikrochirurgischer Techniken meist von der Adventitia abpräparieren lassen (s. Abb. 33 a–c). Besteht aber aufgrund des ultrasonographischen Befundes der dringende Verdacht einer Infiltration der Gefäßwand, so wird man bereits präoperativ eine Angiographie mit Okklusionsversuch der Karotis durchführen. Dies gibt dann Aufschluß darüber, ob das Gefäß ohne zentrale Ausfälle ligiert werden kann, oder ob ein Gefäßersatz ins Auge gefaßt werden muß.

Intra operationem hat die B-Bild-Sonographie kaum eine Anwendungsberechtigung bis heute. Hier ist es allein die Dopplersonographie, die bei mikrovaskulären Anastomosen, so z. B. bei Verwendung von freien Lappen oder bei Verwendung eines Dünndarminterponats, Rückschlüsse auf die Durchgängigkeit der Gefäßanastomose erlaubt [71, 80]. Hierbei hat sich eine 20 MHz Dopplersonde bewährt. Gleiches gilt bei Eingriffen an der A. carotis interna an der Schädelbasis.

Eine weitere Domäne der Ultraschalldiagnostik von großer therapeutischer Relevanz ist die Kontrolle des vortherapierten Halses, d. h. nach erfolgter Operation, Radiatio und/oder Chemotherapie. Auch bei der Verlaufskontrolle des inoperablen Halstumors, der einer alleinigen Radiatio und/oder Chemotherapie zugeführt wurde, leistet sie wertvolle Hilfe. Chirurgisches Narbengewebe, radiotherapeutisch induzierte Fibrose und Fibrose nach Chemotherapie unterscheiden sich in ihrer Echomorphologie nicht. Lokalrezidive oder loco-regionale Rezidive sowie Metastasen sind entweder echoärmer als das umgebende Narbengewebe oder sie sind zwar echoreich, unterscheiden sich aber durch einen echoärmeren Saum, oder durch ihr Reflexionsmuster vom umgebenden Narbengewebe. Nur die Verlaufskontrolle im Rahmen der Tumornachsorge erlaubt hier den frühzeitigen Verdacht auf das Vorliegen eines Rezidivs. Fremdkörperreaktionen oder lokale Entzündungen lassen sich dabei ultrasonographisch nicht vom Rezidiv unterscheiden und sollten deshalb ultraschallgesteuert biopsiert werden.

3.1 Erkrankungen in Beziehung zum Gefäßsystem des Halses

Hierzu zählen einige Krankheitsbilder auf die bereits eingegangen wurde. Relevant ist 1. die Ausdehnungsbestimmung von Hämangiomen oder Lymphangiomen, so z. B. im Kindesalter, die Beurteilung ihrer Regressionsrate oder ihrer Ansprechbarkeit auf therapeutische Maßnahmen; 2. die Beurteilung der V. jugu-

laris bei Verdacht auf eine Jugularisthrombose oder
eine tumoröse Obstruktion; 3. die Beurteilung der topographischen Lagebeziehung zwischen Tumor und
A. carotis und 4. die Differentialdiagnose eines Tumor
an der Karotisgabel, ob es sich um einen Glomus caroticum-Tumor oder um ein Aneurysma handelt. Hier
kann die Verwendung eines Duplex-Gerätes genaue
Aussagen liefern.

3.2 Prätherapeutische
histologische Diagnosesicherung

Die Feinnadelbiopsie zur Gewinnung eines zytologischen oder eines histologischen Präparates hat sich
auch zur Diagnose von Erkrankungen im Kopf-Hals-
Bereich durchgesetzt [14, 17, 25, 70, 83]. Eine Trefferquote von 80–90% gilt als gesichert (Abb. 37). Falsch
positive Befunde werden kaum angegeben, die Rate
falsch negativer Ergebnisse beträgt etwa 6–7%. Unzureichendes Material wird bei ca. 8–10% der Patienten
gewonnen. Eine Tumorverschleppung durch den
Aspirationsvorgang und eine Satellitenmetastasenbil-
dung ist bei Verwendung einer feinen Nadel nicht zu
beobachten. Nachdem der Sinn einer Feinnadelbiopsie darin besteht, kostenintensive diagnostische Um-
wege zu vermeiden, rasch zu einer morphologisch gesicherten Diagnose zu kommen und evtl. dem Patienten unnötige operative Eingriffe zu ersparen, erscheint
es uns sinnvoll, die ultraschallgesteuerte Feinnadelbiopsie unter diesem Aspekt zu bewerten. Der größte
Unsicherheitsfaktor bei der Gewinnung von Feinna-
delaspirationsbiopsien sind die inadäquate Gewebe-
entnahme, die inadäquate Punktions- und die mangel-
hafte Ausstrichtechnik.

Die nächsten limitierenden Faktoren sind die Größe des zu punktierenden Prozesses und die Erfahrung
des beurteilenden Zytologen. Bei den letzten 100 ultraschallgesteuerten Feinnadelbiopsien am Hals an unserer Klinik (Knapp et al. in Vorbereitung) ließ sich eine
korrekte Diagnose hinsichtlich der Dignität des Prozesses bei 90% der Patienten nachweisen. Eine korrekte Artdiagnose war aber nur bei 64% der Patienten anhand des zytologischen Befundes möglich. Kombinierte man das zytologische Aspirat mit der Gewinnung eines histologischen Stanzzylinders, so ließ sich
eine korrekte Diagnose hinsichtlich der Dignität in
92% und hinsichtlich der endgültigen Diagnose in
76% treffen. Komplikationen traten nicht auf. Auf
den ersten Blick gleichen sich die Ergebnisse der ultraschallgesteuerten und der palpationsgesteuerten Feinnadelaspiration. Es erhebt sich also die Frage 1. wann
stellt sich die Indikation zur Feinnadelbiopsie und 2.
wann stellt sich die Indikation zur ultraschallgesteuerten Feinnadelbiopsie?

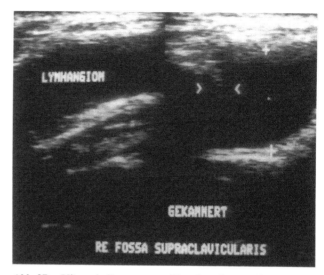

Abb. 37. Ultraschallgesteuerte Biopsie eines gekammerten
Lymphangioms in der Fossa supraclavicularis. *Pfeile* im rechten
Bildanteil markieren die Biopsienadel, die *Kreuze* den Tumor-
durchmesser

Die Indikation zur Feinnadelbiopsie sehen wir
nach unseren Erfahrungen heute wie folgt: 1. zur Di-
gnitätsunterscheidung zwischen entzündlichen und tumorösen Prozessen; 2. wenn durch die Dignitätsbestimmung ein operativer Eingriff vermeidbar wird. 3.
Wenn durch die Dignitätsbestimmung die operative
Strategie verändert wird.

Gegenüber der palpationsgesteuerten Feinnadelbiopsie erlaubt die ultraschallgesteuerte Biopsie nicht
nur die Erkennung, sondern auch die gezielte Punktion von Prozessen, die entweder zu tief liegen, oder zu
klein sind, um palpatorisch aufzufallen. Dabei profi-
tiert derjenige Patient von der ultraschallgesteuerten
Biopsie am meisten, bei dem bei einem klinisch wenig
eindrucksvollen Krankheitsbild auf diese Art erstmals
ein Malignom diagnostiziert wird. In der Tumornachsorge dreht es sich auch darum, ultrasonographisch
rezidivverdächtige Prozesse von lokalen Entzündungen zu unterscheiden, wobei im letzteren Fall die ultraschallgesteuerte Biopsie auch therapeutisch wirken
kann, indem sie zur Entleerung z. B. eines kleinen Ei-
terherdes beiträgt.

4 Schlußbetrachtung

Die Ultraschalldiagnostik hat sich unter dem Aspekt
der Verfügbarkeit, Kosten-Nutzen-Relation und In-
formationsreichtum in der Halsdiagnostik fest eta-
bliert. Trotz der Einführung neuerer bildgebender
Verfahren sind es einige Fragestellungen, die weiterhin nur von der Ultraschalldiagnostik in überlegener

Genauigkeit beantwortet werden können. Als neue Technik hat sich dabei die Kombination eines Dopplers mit der B-Bild-Sonographie sowie die ultraschallgesteuerte Feinnadelbiopsie bewährt. Die Komplikationsrate der letzten Methode beträgt weniger als 1%. Der wesentlichste Vorteil der Echographie, der stets verbleiben wird, ist aber die Tatsache, daß sie eine klinische Untersuchungsmethode ist, in die Inspektions- und Palpationsbefund mit einfließen und die daher vom erfahrenen Kliniker durchgeführt, wertvollste Information gibt.

Ultrasonographie Larynx-Hypopharynx

Die Diagnostik von Erkrankungen des Kehlkopfes und des Hypopharynx sind nicht die primäre Domäne der Ultraschalldiagnostik. Das knorpelig-knöcherne Kehlkopfskelett, der Schildknorpel und der Ringknorpel führen zur Totalreflexion der Ultraschallwellen. Typischerweise wird das lufthaltige Lumen hinter diesen Strukturen von multiplen Wiederholungsechos überlagert (Abb. 38). Nur bei exakter Plazierung des Schallkopfes in der Glottisebene und geringem Verkalkungsgrad des Schildknorpels gelingt es, die Bewegung der Stimmlippen und ihren Schluß bei Phonation nachzuweisen. Hertz et al. [38] versuchten bereits 1970, die Vibrationen der Stimmlippen im A-Bild darzustellen. Heute ist dies Ziel wissenschaftlicher Untersuchungen unter Verwendungen des in der Kardiologie gebräuchlichen M-modes, ohne daß bis heute abschließende Aussagen gemacht werden können [7]. Während eine funktionelle Beurteilung des Kehlkopfes und die Diagnose von Veränderungen, die auf die Stimmlippen beschränkt sind, ultrasonographisch nur schwer gelingt, läßt sich die Verlagerung des Kehlkopfes bei Tumoren, die Penetration des Schildknorpels oder auch seine Fraktur bei Traumen gut nachweisen. Der Nachweis einer Tumorausbreitung in den präepiglottischen Raum ist mit Hilfe hochauflösender Schallköpfe mühelos zu erbringen. Tumoren des Hypopharynx lassen sich vor allem bei Befall der lateralen Pharynxwand und des Ösophaguseingangs ultrasonographisch nachweisen (Abb. 39a, b). Hierbei sollte auch ein Blick auf die ultrasonographisch beurteilbare Motilität der lateralen Pharynx- bzw. Hypopharynxwand gerichtet werden (Abb. 40a, b). Die Beurteilung erfolgt transkutan, erst bei Befall des Ösophaguseingangs bzw. des zervikalen Ösophagus ist der Einsatz eines Ultraschallendoskops sinnvoll.

Heute haben sich bei der Endosonographie sowohl an der Prostata, der Blase, dem Ösophagus und dem Magen zirkuläre oder Sektorschallköpfe durchgesetzt [8, 19, 50, 76, 79]. Trotz nunmehr langjähriger Erpro-

bungszeit haben hier Linearschallköpfe zu keinem Informationsgewinn geführt [19]. Sie sind zu groß dimensioniert und lassen sich schlecht an die Spitze eines Endoskopes anpassen. Der von Westhofen und Rauchfuss [82] u.a. verwendete lineare Schallkopf wurde von uns bereits 1980 enoral im Bereich der Tonsillenloge und der lateralen Pharynxwand eingesetzt und hat hier keinen Informationsgewinn gegenüber der transkutanen Beschallung gezeigt. Vor allem die Dimensionierung des Schallkopfes macht eine gleichmäßige Anlagerung an die Strukturen des seitlichen Hypopharynx bzw. Pharynx schwer. Dieser lineare Schallkopf ist so sperrig, daß eine Untersuchung eigentlich nur in Vollnarkose durchgeführt werden kann. Gewisse Vorteile bietet er bei der Untersuchung der Mundhöhle. Zweckmäßigerweise wird der Schallkopf über einen Fingerling mit dem untersuchenden Zeigefinger verbunden und kann palpatorisch geführt, z. B. Steine im Ausführungsgang der Parotis, Verdickungen und Tumoren der Wange sowie Prozesse der Zunge und des Mundbodens von intraoral her darstellen. Der weiten Verbreitung dieser Methode steht aber entgegen, daß durch den relativ großen Schallkopf häufig ein Würgereiz hervorgerufen wird.

Die Endosonographie z. B. des Ösophaguseingangs mit einer sog. intrakavitären Sonde ist keine Konkurrenzmethode, sondern ein eigenständiges Verfahren neben der herkömmlichen Ultraschalldiagnostik, das bei definierter Fragestellung anzuwenden ist. Bei korrekter Fragestellung so z. B. Frage nach Infiltrationstiefe eines Tumors in die Wand des Ösophagus wird dann die geringe Eindringtiefe der verwendeten hochfrequenten Schallköpfe mit ihrer exzellenten Auflösung zur eigentlichen Stärke dieser Methode.

Schlußfolgerungen

Läßt man die Ohrregion außer Betracht, so hat sich die Ultrasonographie im Kopf-Hals-Bereich durchgesetzt und zwar gleichwertig die A-Bild-Sonographie für die Nasennebenhöhlen und die B-Bild-Sonographie für die Nebenhöhlen, die fazialen Gesichtsweichteile, die Speicheldrüsen und die Halsweichteile. Im experimentellen Stadium befinden sich die sonographischen Untersuchungen anderer Regionen wie z. B. des Kehlkopfes, des Hypopharynx und des Pharynx. Trotz technischer Weiterentwicklungen hat die A-Bild-Sonographie immer noch ihren Platz in der Diagnostik von Nasennebenhöhlenerkrankungen, weil sie schnell durchführbar, verläßlich und kostengünstig ist. Für die Untersuchung des Halses sind Sektor- und Linearscanner gleichwertig. Zur universellen Anwendung im Kopf-Hals-Bereich sind aber Sektorscanner

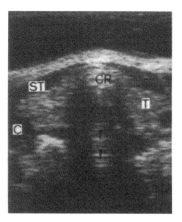

Abb. 38. Horizontalschnitt durch den Hals und den Kehlkopf in Höhe des Cricoids ($T=$ Schilddrüse, $C=$ Karotis, $ST=$ M. sternocleidomastoideus, $CR=$ Cricoid, *Pfeile* = Wiederholungsechos)

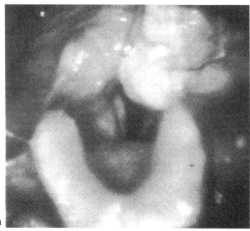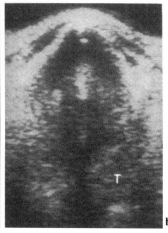

Abb. 39. a Endoskopisches Bild eines Hypopharynxkarzinoms links; **b** entsprechendes Ultraschallbild in Glottisebene, Horizontalschnitt ($T=$ Tumor)

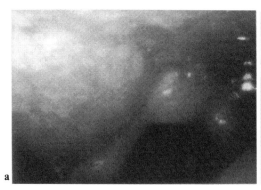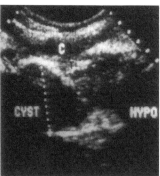

Abb. 40. a Endoskopisches Bild einer Strumazyste mit Vorwölbung in den rechten Hypopharynx; **b** Ultraschallbild zeigt Relation zur Karotis *(C)*, Schilddrüse *(T)* und zum Hypopharynx *(Hypo)*. Der Zystendurchmesser ist eingezeichnet und beträgt 27 mm

vorzuziehen. An neuen Methoden sind die Duplex-Sonographie und die ultraschallgesteuerte Feinnadelbiopsie hinzu gekommen. Sie sollten nicht den Versorgungsstätten der ersten Stufe oder den Screening-Zentren zugeordnet sein, sondern in Maximalversorgungsstätten der dritten Stufe aufgestellt werden. Dies gilt auch für die Endosonographie, die unser Fach bislang nur im Randbereich berührt.

Der alte Streitpunkt, welcher Gebietsarzt die Untersuchung durchführen sollte, ist bestehen geblieben. Grundsätzlich erfordert die Diagnostik im Kopf-Hals-Bereich spezielle topographisch-anatomische, echomorphologische und klinische Kenntnisse. Sind diese drei Voraussetzungen nachweisbar gegeben, steht einer sinnvollen Anwendung der Ultraschalldiagnostik nichts im Wege.

Literatur

1. Baker SR, Latack JT (1986) Magnetic resonance imaging of the head and neck. Otolaryngol Head and Neck Surg 95:82
2. Ballerini G, Console G, Garini E (1982) Contributo della ecografia bidemisionale allo studio delle linfadenopatia latero cervicali. Oto-Rhino-Laryngol 32:139
3. Ballerini G, Mantero M, Sbrocca M (1984) Ultrasonic patterns of parotid masses. J Clin Ultrasound 12:273–277
4. Berg HM, Jacobs JB, Kaufman D, Reede DL (1986) Correlation of fine needle aspiration biopsy and CT scanning of parotid masses. Laryngoscope 96:1357
5. Bigenzahn W, Gritzmann N, Höfler H (1988) Artikulations- und Schluckbewegungen der Zunge in der Real-time-Sonographie. Zentralblatt HNO 135:1
6. Bleier R, Rochels R (1988) Echographische Differentialdiagnostik bei Speicheldrüsentumoren. Laryngol Rhinol Otol 67:202–210
7. Böhme G (1988) Echolaryngographie – ein Beitrag zur Methode der Ultraschalldiagnostik des Kehlkopfes. Laryngol Rhinol Otol 67:551–610
8. Bönhof JA, Frank K, Linhart P (1985) Transoesophageal mediastinal sonography. Ann Radiol 28:19–20
9. Bruneton J-N (1987) Ultrasonography of the neck. Springer, Berlin Heidelberg New York
10. Bruneton JN, Fenart D, Vallicioni J, Demard F (1980) Semiologie echographique des tumeurs de la parotide. A propos de 40 observations. J Radiol 61:151–154
11. Bruneton JN, Caramella E, Boublil JL, Roux P, Abbes M, Demard F (1982) Echographic aspects of thyroid and parotid localizations in non-Hodgkin lymphomas. Fortschr Röntgenstr 136:530–533
12. Bruneton JN, Sicart M, Roux P, Pastaud P, Nicolau A, Delorme G (1983) Indications for ultrasonography in parotid pathologies. Fortschr Röntgenstr 138:22–24
13. Bruneton JN, Roux P, Camarella E, Demard F, Vallicioni J, Chauvel P (1984) Ear, nose and throat cancer: ultrasound diagnosis of metastasis to cervical lymph nodes. Radiology 152:771–773
14. Bumb P, Krummel FJ, Gabbert H (1987) Die Feinnadelpunktion in der prätherapeutischen Diagnostik von HNO-Tumoren. In: Majer EH, Zrunek M (Hrsg) Aktuelles in der Oto-Rhino-Laryngologie 1986. Thieme, Stuttgart, S 217–221
15. Chilla R (1987) Probeexzisionen aus den Kopfspeicheldrüsen. Med Klin 82:196
16. Chodosh PL, Silbey R, Oen KT (1980) Diagnostic use of ultrasound in diseases of the head and neck. Laryngoscope 90:814–821
17. Cohen JP, Cho HT (1988) The role of needle aspiration biopsy in the selection of patients for thyroidectomy. Laryngoscope 98:35–39
18. Czembirek H, Frühwald F, Gritzmann N (1988) Kopf-Hals-Sonographie. Springer, Wien New York
19. Dancygier H (1986) Endoskopische Sonographie – ein diagnostischer Fortschritt im oberen Verdauungstrakt? Leber Magen Darm 16:114
20. Da-Xi S, Hai-Xiong S, Qiang Y (1987) The diagnostic value of ultrasonography and silaography in salivary gland masses. Dentomaxillofac Radiol 16:37
21. Demard F, Bruneton JN, Santini J, Pepino JM, Vallicioni J, Chauvel P (1987) Valeur de l'èchographie dans l'etude des adenopathies cervicales metastatiques. Ann Oto-Laryngol (Paris) 104:181–185
22. Eichhorn Th, Schroeder H-G, Glanz H, Schwerk WB (1985) Hochauflösende Real-time-Sonographie von Tumoren der Halsweichteile. Laryngol Rhinol Otol 64:506
23. Eichhorn Th, Schroeder H-G, Glanz H, Schwerk WB (1987a) Die Rolle der Sonographie bei der posttherapeutischen Kontrolle von Tumoren im Kopf-Hals-Bereich. HNO 35:462–467
24. Eichhorn Th, Schröder H-G, Glanz H, Schwerk WB (1987b) Histologisch kontrollierter Vergleich von Palpation und Sonographie bei der Diagnose von Halslymphknotenmetastasen. Laryngol Rhinol Otol 66:266
25. Engzell U, Jakobsson PA, Sigurdson A, Zajicek J (1971) Aspiration biopsy of metastatic carcinoma in lymph nodes of the neck. Acta Oto-Laryngol (Stockh) 72:138
26. Fezoulidis I, Hajek P, Czembirek H, Karnel F, Gritzmann N (1986) Stellenwert von Ultraschall und CT beim präoperativen cervikalen Halslymphknotenstaging. In: Otto R, Schnaars CP (Hrsg) Ultraschalldiagnostik 1985. Thieme, Stuttgart, S 563
27. Frühwald F (1988) Mundhöhle und Oropharynx (Zunge, Mundboden, Tonsillen). In: Czembirek H, Frühwald F, Gritzmann N (Hrsg) Kopf-Hals-Sonographie. Springer, Wien New York, S 71–92
28. Frühwald F, Neuhold A, Seidl G, Pavelka R, Mailath G, Zrunek M (1986) Sonography of the tongue and floor of mouth. Part II: Neoplasms of the tongue. Eur J Radiol 6:118
29. Frühwald F, Salomonowitz E (1986) Ultrasonically guided tongue-cancer biopsy using a submental approach. Semin Intervent Radiol 3/4:293
30. Frühwald F, Salomonowitz E, Neuhold A, Pavelka R, Mailath G (1987) Tongue cancer: sonographic assessment of tumor stage. J Ultrasound Med 6:121–137
31. Gilbricht E, Heidelbach J-G (1968) Ultraschalldiagnostik in der Medizin und ihre Anwendungsmöglichkeit im HNO-Bereich. Z Laryngol Rhinol Otol 47:737
32. Gooding GAW (1980) Gray scale ultrasound of the parotid gland. Am J Roentgenol 134:469–472
33. Gritzmann N (1988) Pathologie der vorderen und seitlichen Halsweichteile. In: Czembirek H, Frühwald F, Gritzmann N (Hrsg) Kopf-Hals-Sonographie. Springer, Wien New York, S 119–128
34. Haels J, Lenarz Th (1986) Ultraschalldiagnostik benigner und maligner Parotistumoren. Laryngol Rhinol Otol 65:480
35. Hajek PC, Salomonowitz E, Türk R, Tscholakoff D, Kumpan W, Czembirek H (1986) Lymph nodes of the neck. Evaluation with US. Radiology 158:739–742
36. Hauenstein H, Mödder U, Pape HD, Friedmann G (1978) Computertomographische Untersuchungen bei Tumoren im Mund-Kiefer-Gesichts-Bereich. Dtsch Z Mund- Kiefer-Gesichts-Chir 2:23
37. Hauenstein H, Rothe F, Steinkamp B (1981) Ultrasonographische Untersuchungen bei Tumoren im Mundboden-Zungen-Bereich und bei computertomographisch gesicherten Halslymphknotenmetastasen. Dtsch Zahnärztl Z 36:746–751
38. Hertz CH, Lindström K, Sonesson B (1970) Ultrasonic recording of vibrating vocal folds: preliminary report. Acta Otolaryngol 69:223
39. Hillmann BJ, Haber K (1980) Echographic characteristics of malignant lymph nodes. J Clin Ultrasound 8:213
40. Jannert M (1982) Maxillary ostial function tests and diagnostic ultrasonography of paranasal sinuses. Malmö: Thesis University of Lund
41. Jonas I, Mann W (1976) Die Kieferhöhlenasymmetrie als Ursache der röntgenologischen Fehldiagnose einer Sinusitis. Laryngol Rhinol 55:905

42. Kaneko T, Kobayashi N, Niura T, Ansano H, Kitamura T (1975) L'echographie ultrasonique pour l'exploration des tumeurs parotidiennes. Ann Otolaryngol 92:685

43. Kaneko TH, Kametani (1963) zitiert nach Kaneko et al. 1975

44. Keidel WD (1947) Über die Verwendung des Ultraschalls in der klinischen Diagnostik. Ärztl Forsch Z Forschungsergebn ges Med 1:349

45. Kitamura T, Kaneko T (1965) Le diagnostic des affections du sinus maxillaire par ultrasons impulses. Ann Oto-Laryngol (Paris) 82:711

46. Kuhn DP (1983) Kopf und laterale Halsweichteile. In: Bücheler E, Friedmann G, Thelen M (Hrsg) Real-time-Sonographie des Körpers. Thieme, Stuttgart, S 34

47. Kuhn FP, Mika H, Schild H, Klose K (1983) Spektrum der Sonographie der lateralen Kopf- und Halsweichteile. Fortschr Röntgenstr 138:435–439

48. Lenarz T, Haels J, Gademann G, Fritz P (1986) Kernspintomographie in der Diagnostik von Parotistumoren. HNO 34:515

49. Levine PA, Paling MR, Black WC, Cantrell RW (1987) MRI vs. high-resolution CT scanning: evaluation of the anterior skull base. Otolaryngol Head & Neck Surg 96:260

50. Lutz H, Rösch W (1976) Transgastroscopic ultrasonography. Endoscopy 8:203

51. Mailath G, Frühwald F, Neuhold A, Seidl G (1986) Real-time-Sonographie bei pathologischen Veränderungen im Mundboden-Zungenbereich. Z Stomatol 83:219

52. Mann W (1975) Die Ultraschalldiagnostik der Nasennebenhöhlen und ihre Anwendung in der Freiburger HNO-Klinik. Arch Otorhinolaryngol 211:145

53. Mann W (1976) Die Ultraschalldiagnostik der NNH-Erkrankungen mit A- und B-Scan. Laryngol Rhinol 55:48

54. Mann W (1984) Ultraschall im Kopf-Hals-Bereich. Springer, Berlin Heidelberg New York

55. Mann W, Wachter W (1988) Ultraschalldiagnostik der Speicheldrüsen. Laryngol Rhinol Otol 67:197–201

56. Mann W, Schumann K, Käfer U (1976) Vergleichende röntgenologische und ultrasonographische Untersuchungen kindlicher Nasennebenhöhlen. Klin Pädiatr 188:67

57. Mees K, Vogl Th, Bauer M (1985) Kernspin-Tomographie in der Hals-Nasen-Ohrenheilkunde. Laryngol Rhinol Otol 64:177

58. Mika H, Kuhn FP, Schweden F (1982) Computertomographie und Ultraschall: Vergleich zu operativen Befunden ausgedehnter Metastasen des Halses. Laryngol Rhinol 61:374

59. Neimann HL, Philips JF, Jaques DA, Brown TL (1976) Ultrasound of the parotid gland. J Clin Ultrasound 4:11–13

60. Pavelka R, Streinzer W, Zrunek M, Frühwald F, Neuhold A, Seidl G (1986) Sonographische Verlaufskontrolle von behandelten Zungen- und Mundbodenmalignomen. In: Majer EH, Zrunek M (Hrsg) Die Oto-Rhino-Laryngologie in Kooperation mit Nachbardisziplinen. Aktuelles in der Oto-Rhino-Laryngologie. Facultas, Wien

61. Pavelka R, Streinzer W, Zrunek M, Frühwald F, Neuhold A, Seidl G (1986) Bewertung der Real-time-Sonographie im prätherapeutischen Staging maligner Zungen- und Mundbodentumoren. Laryngol Rhinol Otol 65:632–639

62. Pirschel J (1982) Die Erkrankungen der Parotis im hochauflösenden real-time-Schnittbild. Fortschr Röntgenstr 137:503–508

63. Pirschel J (1984) Ultraschalldiagnostik der Parotis. In: Mann W (Hrsg) Ultraschall im Kopf-Hals-Bereich. Springer, Berlin Heidelberg New York, S 53–61

64. Plewka J, Schmoller H (1985) Zur Aussage der Sonographie des Halses bei Malignomen im HNO-Bereich. In: Majer

65. Revonta M (1980) Ultrasound in the diagnosis of maxillary and frontal sinusitis. Arch Otolaryngol (Stockh) Suppl 370

66. Rothberg R, Noyek AM, Goldfinger M, Kassel EE (1984) Diagnostic ultrasound imaging of parotid desease: a contemporary clinical perspective. J Otolaryngol 13:232–240

67. Rothenstein SG, Persky MS, Horii S (1988) Evaluation of malignant invasion of the carotid artery by CT scan and ultrasound. Laryngoscope 98:321–324

68. Schadel A, Wagner W (1986) Ultraschalldiagnostik als Ergänzung der Sialographie. Laryngol Rhinol Otol 65:138

69. Schaefer SD, Maravilla KR, Close LG, Burns DK, Merkel MA, Suss RA (1985) Evaluation of NMR versus CT for parotid masses: a preliminary report. Laryngoscope 95:945

70. Schöll A, Niemczyk H-M (1980) Die Diagnostik metastasenverdächtiger Knoten im Hals-, Kiefer- und Gesichtsbereich mit Hilfe der Feinnadel-Aspirationspunktion. Dtsch Z Mund-Kiefer-Gesichts-Chir 4:110–115

71. Schwipper V, Siegert R, Pfeifer G (1987) Anwendung der Ultraschall-Doppler-Sonographie für gefäßgestielte Lappenplastiken in der Mund-, Kiefer- und Gesichtschirurgie. In: Schwenzer N, Pfeifer G (Hrsg) Fortschritte der Kiefer- und Gesichtschirurgie. Thieme, Stuttgart, S 147–151

72. Shawker JH, Sonies B (1985) Ultrasound biofeedback for speech training. Instrumentation and preliminary results. Invest Radiol 20:90–93

73. Shawker JH, Sonies B, Hall TE, Baum BF (1984) Ultrasound analysis of tongue, hyoid, and larynx activity during swallowing. Invest Radiol 19:82–86

74. Siegert R, Schwipper V (1987) Echomorphologie entzündlicher Schwellungen im Hals- und Gesichtsbereich. In: Schwenzer N, Pfeifer G (Hrsg) Fortschritte der Kiefer- und Gesichtschirurgie. Thieme, Stuttgart, S 138–141

75. Spranger H (1970) Ultraschall-Impuls-Echo-Diagnostik. Möglichkeiten und Grenzen der Anwendung für die Zahn-, Mund- und Kieferheilkunde. Berlin, Med Habil Schr

76. Takemoto T, Ito T, Aibe T, Okita K (1986) Endoscopic ultrasonography in the diagnosis of esophageal carcinoma with particular regard to staging it for operability. Endoscopy 18, Suppl 3:22

77. Türk R, Arnoldner M, Wittich G, Schratter M (1984) Der Wert der sonographischen Untersuchung für die Parotischirurgie. In: Majer EH, Zrunek M (Hrsg) Aktuelles in der Otorhinolaryngologie 1983. Thieme, Stuttgart, S 83–86

78. Türk R, Grasl M, Hajek P, Tscholakoff D (1985) Die Aussagekraft der Ultraschalluntersuchung bei Lymphomen im Halsbereich. Laryngol Rhinol Otol 64:185

79. Watanabe IT, Kato K, Kato T, Tanaka M, Teresawa Y (1968) Diagnostic application of the ultrasonography for the prostate. Jp J Urol 59:273

80. Westhofen M (1987) Differentialdiagnose gefäßbedingter Erkrankungen des Halses mittels Doppler- und B-mode-Sonographie. Laryngol Rhinol Otol 66:529–533

81. Westhofen M, Hagemann J, Schröder S, Herberhold C (1985) B-Mode-Sonographie des Halses. Vergleich der Ergebnisse der Sonographie, der Computertomographie und der Pathomorphologie. Laryngol Rhinol Otol 64:409

82. Westhofen M, Rauchfuss A (1986) Endoskopische B-mode-Sonographie des Halses. Laryngol Rhinol Otol 65:559–561

83. Weymuller EA, Kiviat NB, Duckert LG (1983) Aspiration cytology: an efficient and cost-effective modality. Laryngoscope 93:561–564

84. Wing V, Scheible W (1983) Sonography of jugular vein thrombosis. Ann J Radiol 140:333–336

Printed by Amazon Italia Logistica S.r.l.
Torrazza Piemonte (TO), Italy